암을 예방하는 혈액 만들기

GAN NI NARANAI KETSUEKI O TSUKURU
by ISHIHARA Yumi

Originally published in Japan by KOBUNSHA PUBLISHERS, Co., Ltd. Tokyo.
Korean translation rights arranged with KOBUNSHA PUBLISHERS, Co., Ltd. Japan.
through THE SAKAI AGENCY and BOOKPOST AGENCY.

암을 예방하는 혈액 만들기

癌 血液

암을 예방하는 혈액 만들기

자기치유력을 높이는 식생활

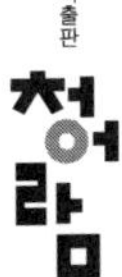

암을 예방하는 혈액 만들기

초판 1쇄 찍은 날 / 2002년 5월 22일
초판 1쇄 펴낸 날 / 2002년 5월 31일

지은이 / 이시하라 유우미
옮긴이 / 이정환
펴낸이 / 서경석

편집장 / 문혜영
편집 / 김희정
마케팅 / 정필 · 강양원 · 이선구 · 김규진 · 홍현경

펴낸곳 / 도서출판 청어람
등록번호 / 제1081-1-89호
등록일자 / 1999. 5. 31
어람번호 / 제3-0005호

주소 / 경기도 부천시 원미구 심곡1동 350-1 남성B/D 3F (우) 420-011
전화 / 032-656-4452 팩스 / 032-656-4453
http://www.chungeoram.com
E-mail / eoram99@chollian.net

ISBN 89-5505-688-5 03510

암은 왜 증가했을까?

암은 1981년 일본인의 사망 원인 1위로 뛰어오른 이래 매년 증가하고 있다. 1970년 약 12만 명, 1980년 16만 1천 명, 1990년 21만 7천 명, 2000년에는 29만 5천 명으로 증가했다. 2001년에는 사망자 수가 30만 명에 이르렀다. 암에 대한 치료법은 종래의 외과 수술, 방사선 요법이나 화학 요법과 더불어 면역 요법도 장족의 진보를 거두었다고 여겨지고 있으며, 세포의 유전자적인 측면에서 접근해 치료하려는 시도도 이루어지고 있다.

이처럼 암 치료법이 비약적으로 발전했음에도 암에 의한 사망률은 계속 증가하고 있다. 암 센터의 소장을 지낸 7명 중 5명이 암에 의해 사망했다는 믿기 어려운 이야기가 있을 정도이다.

1998년 4월에 '후생성의 암 검진의 유효성 평가' 에 관한 연구팀 팀장을 지낸 동북대학교 의학부장인 히사미치 시게루(久道茂) 교수가 발표한 결과 역시 너무나 충격적인 것이었다.

매년 2천 5백만 명이 받고 있는 암 검진의 과거 데이터를 분석한 결과는 놀라웠다. 폐암, 유방암, 자궁체부암에 대해서 '암에 걸린 사실을 미리 알았던 환자와 그렇지 않은 환자의 사망률에는 차이가 없었다' 라고 한다. 이토록 진보한 서양 의학으로도 전혀 손쓸 수 없는 부분이 있는 것이다.

역사적으로 봤을 때 의학은 13세기의 한센병(나병), 14세기의 페스트(페스트균에 의한 급성 전염병으로 고열, 두통, 구토 따위의 증세가 있고 피부가 흑자색으로 변한다. 순환기가 강하게 침범받아 치사율이 높다), 16세기의 매독(스피로헤타 팔리다(Spirochaeta pallide)라는 나선균의 감염으로 일어나는 만성 성병(性病)으로, 주로 보균자의 음부나 입 등을 통하여 전염되는데, 모체로부터 태아에게 전염하기도 한다), 17~18세기의 천연두, 발진 티푸스(發疹 typhus : 법정 전염병의 한 가지로 온몸에 발진이 생기고 40℃ 내외의 고열이 계속되는데, 병원체는 리케차(세균보다 작고 바이러스보다 큰 미생물을 통틀어 이르는 말)의 일종이다), 19세기의 콜레라, 결핵과 같은 그 시대만의 특징적인 악성 전염병에 대해 너무도 무기력했다.

대부분의 사람들은 결핵이 1940년대에 발견된 스트렙토마이신(Streptomycin : 흙 속의 방선균(放線菌)에서 발견된 항생 물질의 한 가지)에 의해 없어졌다고 생각한다. 하지만 사실은 산업 혁명으로 인구가 도시에 집중되면서 공기나 주거 환경이 악화된 탓에 결핵이 만연했다가 20세기 이후 주거 환경이 개선되면서 점차 사라지게 됐다. 그때 때마침 항생 물질이 개발되어 그 덕분에 결핵이 사라졌다고 생각하게 된 것이다. 실제적으로는 주거 환경과 식생활의 변화가 결핵을 사라지게 만든 주요 원인이었다.

암 역시 마찬가지다. 1960년까지 일본에서는 위암과 자궁경부암이 많았다. 그런데 일본인의 식생활이 고기, 달걀, 우유, 버터, 마요네즈와 같은 서구식으로 변하면서 폐, 대장, 유방, 난소, 자궁체부, 전립선, 식도 등의 서구형의 암이 증가하기 시작했다.

서양 음식을 과잉 섭취하면 혈중 콜레스테롤이나 중성지방이 증가해 고지혈증(高脂血症)을 유발한다. 콜레스테롤은 여성 호르몬과 남성 호르몬을 합성하며 고지혈증은 이런 성호르몬을 증가시킨다.

여성 호르몬의 과잉은 유방암, 난소암, 자궁체부암을, 남성 호르몬의 과잉은 전립선암을 유발한다. 또한 고지혈증은 폐암이나 대장암, 췌장암의 증가와도 깊은 관련이 있다.

동양 의학에서 암은 혈액의 오염이 최종 단계에 왔을 때의 정화 장치이다. 즉, 암세포가 발생하기까지 고지혈증이나 빈혈, 혹은 폐렴이나 기관지염과 같은 염증성 질환 등이 오염된 혈액을 개선하기 위해 생긴다. 그러한 변화를 빨리 발견하고 대처한다면 암을 예방할 수 있다.

이 책에서는 혈액의 변화로 인해 나타나는 '암'을 비롯해, 암 발생 전에 나타나는 고지혈증, 염증, 빈혈과 같은 병의 의미를 알아보고 그 예방법 및 재발과 전이를 방지하는 방법도 제시했다.

동양 의학에서는 모든 병이 혈액의 오염에서 비롯된다고 생각한다. 이 말은 혈액을 깨끗하게 만들면 모든 병을 예방하고 치료할 수 있다는 뜻이다. 이 책에서 소개하는 '암을 예방하는 혈액 만들기'를 통해 독자 여러분이 모든 병에서 해방되기를 바란다.

현미경으로 보는 백혈구의 세계

필자는 의학부 졸업 후 혈액 내과를 전공해 잠시 동안 내과에서 근무하다 깨달은 바가 있어 박사 과정을 이수하기로 결심했다. 그리고 대학원 4년 동안 매일 현미경으로 백혈구를 관찰했다. 하루 중 백혈구가 가장 활발히 활동하는 시간과 운동, 목욕, 음주 시에 나타나는 백혈구의 탐식성과 살균성에 대해 연구했다.

백혈구를 채혈해 현미경으로 관찰하면 백혈구가 이리저리 돌아다니는 모습을 볼 수 있다. 그 안에 세균을 넣으면 백혈구의 일종인 호중구(주로 세균을 탐식하고 살균하는 세포로 일반인이 생각하는 백혈구)나 대식세포(Macrophage : 외부 유기체를 둘러싸서 소화시키는 백혈구)가 접근해서 세균을 잡아먹는다. 평균적으로 1개의 호중구가 10~15개의 세균을 탐식한다.

백혈구 안에 먹물을 떨어뜨리면 호중구가 즉시 접근해 일부를 발처럼 늘려(의족이라고 함) 먹물을 즉시 흡수하고 자신은 새카맣게 된다. 고무 라텍스 조각을 넣어도 동일한 현상을 볼 수 있다. 이렇게 호중구는 세균뿐만이 아니라 각종 노폐물을 탐식한다.

운동이나 목욕을 하면 백혈구(주로 호중구)의 수가 2배 정도 증가해 병원체(病原體, Pathogen : 감염증을 일으키는 기생 생물)를 탐식하거나 살균하는 능력이 증가한다. 호중구는 골수 안에서 단시간 내에 생기지는 않기 때문에 그 증가 원인은 다음과 같다고 생각된다.

안정 시에 호중구는 혈관의 내벽에 도롱이벌레와 같이 매달려 있다가 운동이나 목욕에 의해 혈류가 부드러워지면 혈관의 내벽에서 떨어져 혈액에 쓸려 내려간다. 그 결과 호중구의 급속한 증가가 일어나게 된다.

또 병에 걸려 열이 나면 호중구나 대식세포인 백혈구의 탐식, 살균 능력의 증강을 관찰할 수 있다.

대식세포는 나중에 상세히 다룰 TNF(Tumor Necrosis Factor : 종양괴사인자)라는 사이토카인(세포 사이에 정보를 전달하는 물질로써 세포의 작용을 조절하는 저분자량의 단백질)을 분비해 암세포를 공격한다. 사이토카인은 발열 중추를 자극하거나 림프구(Lymphocyte : 백혈구의 일종으로 림프샘이나 비장 등에서 만들어지는 유형 성분으로 일부는 혈액 속으로 흐름. 면역에 중요한 구실을 하고 있다)의 활동을 촉진해 면역력을 증강시킨다.

공복 시나 단식 중에 호중구나 대식세포의 탐식, 살균 능력이 촉진됨을 발견했다. 그러한 사실을 주임교수님께 '공복 시나 단식 중에는 혈당이 감소하고 호중구 자신도 '공복 상태' 가 되어 세균이나 노폐물을 잘 먹게 된다고 생각합니다' 라고 보고했다. 그러자 교수님은 '자네의 표현은 너무나 문학적이네' 라며 꾸중하셨다.

그러나 혈당치가 높은 당뇨병 환자를 검사하면 호중구나 대식세포의 탐식과 살균 능력이 약해져 있다. 그리고 건장한 피실험자에게 초콜릿이나 아이스크림을 잔뜩 먹여 혈당치를 높이면 호중구나 대식세포의 탐식 능력은 먹기 전의 반 정도로 떨어진다. 이는 혈당이 증가하면 호중구나 대식세포 자신도 탐식 능력이 저하되는 것이므로 이 관찰 데이터를 통해 필자 자신이 틀리지 않았음을 확신할 수 있었다.

음주의 경우, 술을 적당히 마시면 호중구의 탐식 능력은 상승하지만 너무 많이 마시면 저하한다. 하루의 시간대에 따라서는 오후 2시에서 5시에 호중구의 탐식 능력이 최고조가 되며 새벽 2시에서 5시에 최저가 된다. 이런 이유로 천식 발작이 일어나기 쉬운 시간대가 바로 새벽 2시에서 5시라고 할 수 있다. 또한 하루 중 사망률이 가장 높은 때가 이 시간대인 이유와도 어느 정도 연관이 있다.

백혈구는 모든 병의 예방과 치유에 관여한다

매일 현미경으로 백혈구를 관찰하던 중 형언할 수 없는 감동을 받은 적이 있다. 황금색에서 오렌지색을 띠고 밝게 빛나는 호염기구라는 백혈구를 발견했을 때이다. 매일 현미경으로 각종 백혈구를 관찰하고 백혈구의 수를 세며 그것을 분류하고 있지만 이 호염기구는 백혈구 100개 중 1개밖에 나타나지 않는다. 그만큼 확률이 낮기 때문에 발견했을 때는 언제나 감동을 느끼곤 했다. 이 호염기구에 대해서는 당시 일본의 여러 문헌을 찾아봐도 그 역할에 대해 잘 알려지지 않았다. 그런 시기에 여러 사람의 호염기구 수를 조사하던 중 비만인 사람이나 스포츠 선수에게 호염기구가 많다는 사실을 알게 되었다.

그래서 서양의 문헌을 살펴본 결과, '호염기구의 세포 내에는 헤파린(다당류의 고분자 화합물)이라는 물질이 포함된 과립이 존재한다' 라고 적혀 있었다. 이것으로 비로소 의문점이 풀리게 됐다. 비만인 사람의 대부분은 고지혈증이다. 또 스포츠 선수는 운동 중에 땀이 나서 혈액이 농축되면 혈전이 생기기 쉽다. 한편, 헤파린에 항지혈, 항혈전 효과가 있음은 예전부터 알려져 있다.

이러한 상황으로 미루어볼 때 호염기구는 뇌경색이나 심근경색의 예방과 치유에 필수 불가결한 세포라고 판단하게 되었다. 이와 같은 4년간의 대학원 연구 생활로 세균 감염증에 있어서만 큰 효과가 있다고 생각되던 백혈구가 실제로는 알레르기나 혈전증, 고지혈증, 암 등의 모든 질병의 예방과 치유에도 효과가 있음을 알게 되었다.

게다가 이 백혈구가 잘 활동하도록 하기 위해서는 공복 상태이거나 운동, 목욕, 적당량의 음주 등으로 혈류를 원활히 해 체온을 높이는 것이 좋다.

여기서 필자의 대학원 시절 백혈구 연구는 끝이 났다.

필자는 그 당시 이미 '당근과 사과주스'의 건강 효과를 주변에 역설했다.

호중구의 탐식 능력 변화를 조사하기 위해 피실험자에게 이 주스 두 잔을 마시게 했다. 1시간에서 수 시간이 지나자 탐식 능력이 50% 상승했다. 이 결과를 통해 필자는 '당근과 사과주스'가 병원체의 침입을 막고 면역력을 높인다는 사실을 확신하게 됐다. 이 사실을 동료 의사에게 말해 바보 취급을 당했지만 말이다.

지금부터 20여 년 전의 이야기지만 그 후 백혈구에 관한 연구, 즉 면역력과 자연치유력(자기치유력)의 연구는 장족의 발전을 거두었다.

이 책은 암을 비롯해 모든 병의 원인이 혈액의 오염에 있다는 관점에서 쓰였다. 혈액을 정화하고 특히 백혈구의 활동을 강화해 자연적인 자기치유력을 높이는 방법을 필자의 경험을 바탕으로 알기 쉽게 설명했다. 이 책이 부디 독자 여러분의 건강 생활에 도움이 되기를 기대한다.

2002년 11월 20일

이즈(伊豆)의 요양원에서 이시하라 유우미

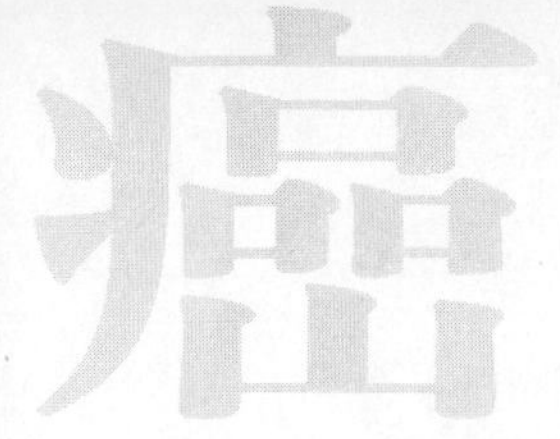

차 례

血
液

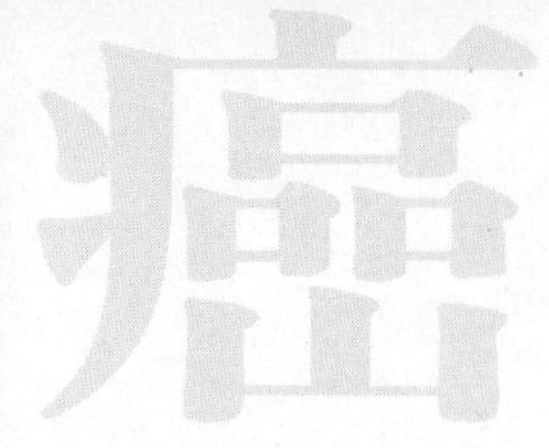

血
液

암은 '혈액의 오염'에서 생긴다

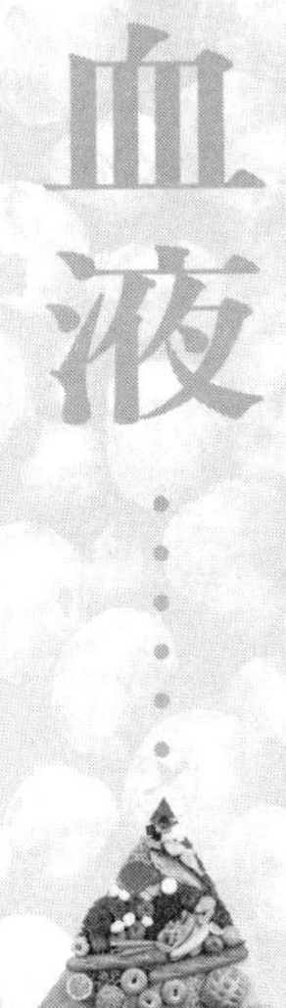

야생 동물은 왜 천수를 다할까?

야생 동물은 병에 걸리거나 상처를 입으면 열이 나고(발열) 먹지 않으며(식욕 부진) 가만히 움직이지 않는다. 일정한 기간 동안 이렇게 해 병이나 상처를 자연적으로 치유한다. 그러므로 야생 동물은 외부의 적에게 습격당하거나 기상 이상으로 먹이가 부족해지는 등 심각한 환경 악화에 직면하는 경우를 제외하고는 건강하게 천수를 누린다.

인간도 발열과 식욕 부진이 자연치유를 위한 2대 원동력임을 적극적으로 받아들여야 한다.

발열과 식욕 부진은 인간을 포함한 동물에게 하늘이 주신 '두 명의 명의(名醫)'이다. 앞으로 면역력 증강을 위해 아무리 훌륭한 약이 개발되더라도 이 둘을 능가하지는 못할 것이다.

동물로서 인간의 몸은 자연치유력(자기치유력)을 갖추고 있다. 항상 이 점을 염두에 두면서 이 책을 읽어 나가기 바란다.

만병의 근원은 혈액의 정체

세상에는 암이나 심근경색 등 내장의 병에서부터 뼈나 근육, 피부의 병까지 각종 질병이 있다. 그 원인이나 치료법, 예방법에 대해 여러 가지 연구가 추진되어 왔다.

여기서 각종 질병의 원인에 혈액을 대입해 생각해 보면 만병의 근원은 혈액의 정체(停滯)로부터 생긴다고 할 수 있다. 즉, 모든 질병은 혈액의 오염에서 일어난다는 뜻이다.

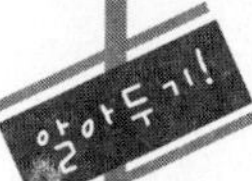

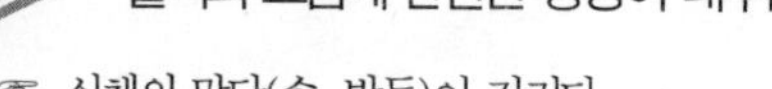

어혈이 있을 때 나타나는 증상은
혈액의 흐름에 관련된 증상이 대부분이다

☞ 신체의 말단(손, 발등)이 저리다
☞ 실핏줄이 잘 터지거나 피부에 멍이 잘 든다
☞ 항상 피로하고 나른하다
☞ 피부가 거칠고 윤기가 없어진다
☞ 얼굴에 기미가 낀다
☞ 생리통이 생기거나 생리혈이 검고 덩어리도 있다
☞ 가슴 부위의 답답함이 있거나 심하면 통증이 있다
☞ 날씨나 외부 기온의 변화에 따라 특정 부위가 시리고 아프다
☞ 근육이 잘 뭉치고 담이 잘 든다
☞ 입술이 검붉고 혀에 암자색 반점이 있다

혈액의 오염은 동양 의학에서 '어혈(瘀血)'이라고 한다. '어혈'은 '오혈(汚血)'과도 같은 말이다.

'어(瘀)'는 '정체되다'라는 의미이다. 그러므로 '어혈'이란 혈액의 흐름이 원활하지 못한 상태를 표현한 말이다. 즉, 혈액이 끈적끈적한 상태를 말한다.

인체의 세포 60조 개는 혈액이 운반해 온 수분이나 영양소, 산소, 백혈구, 면역 물질, 호르몬 등에 의해 유지된다.

혈액은 전신의 세포에 필요한 것을 배달한다. 다음으로 각 세포와 장기에서 생활(대사)의 결과로 생긴 노폐물을 받아들여 신장이나 폐에서 소변이나 호기(내쉬는 숨)로 내버린다. 따라서 혈액의 흐름이 원활하지 못하면 그 부분에 병이 발생하고 혈액의 흐름을 원활하게 하여 혈액이 깨끗해지면(혈중 함유 성분의 정상화) 치유가 빨라진다.

병이란 혈액의 오염을 정화하려는 반응

여기서 '병' 에 대한 견해를 180℃ 바꿔서 생각해 볼 필요가 있다.

일반적으로 질병은 나쁜 세균이 몸에 들러붙는 상태이며 그 자체가 나쁘다. 그러나 조금 다르게 생각해 보면 병 자체가 나쁜 것이 아니라 나쁜 것과 싸우는 정의의 방위전이라고 할 수 있다. 즉, 우리가 떠올리는 '질병' 의 여러 증상은 '나쁜 것' 과 싸우는 방위전의 여러 상황, 곧 전투 장면이다.

몸이 '나쁜 물질' 에 저항하는 활동이 '질병' 으로 나타난다. 바꿔 말하면 '질병' 이란 우리 몸에 갖추어진 자연치유력이 동원되는 상태이다.

병이 나면 발열이나 식욕 부진에 빠진다. 하지만 이러한 증상 자체가 '나쁜 것' 이 아니라 오히려 '나쁜 것' 에 대항하기 위해 일어나는 현상이다. 그리고 '나쁜 것' 은 '어혈' , 즉 혈액의 오염 상태이다. 그것은 혈액 중에 유해한 노폐물(요산, 유산 등)이나 잉여물(콜레스테롤, 중성지방 등)이 정체된 상태이다. 발열은 그 노폐물, 잉여물을 연소시키기 위해 일어나고 식욕 부진은 원래 노폐물과 잉여물의 원인인 과식과 잘못된 식습관을 막기 위해 생긴다.

이처럼 혈액의 오염을 정화하려는 반응이 병이다. 역설적이지만 우리 몸을 위해 열심히 노력하고 있는 현상이 바로 병이다. 요약하면 병이란 '어혈의 정화 반응' , 즉 혈액의 오염을 정화하려는 몸의 반응인 것이다.

피부병이나 동맥 경화도 '어혈의 정화 반응'이다

좀 더 자세히 살펴보자.

피부병에 걸리면 혈액 중의 노폐물(오염)을 배설하기 위해 발진이 일어난다. 즉, 혈액의 오염을 정화하기 위한 활동인 어혈의 정화 반응이다.

폐렴 등의 염증도 어혈의 정화 반응이다. 염증이 일어나면 열이 생기며 그것은 혈액 중의 노폐물을 연소하는 상태이다. 또 발열에 의해 체온이 상승하면 살균력을 갖는 백혈구의 수와 능력이 상승해서 면역력이 증강된다. 그리고 고혈압이나 동맥 경화 또한 어혈의 정화 반응이다.

나이가 들면 발진을 만들어 노폐물을 혈액 밖으로 배출하는 힘과 발열해 노폐물을 연소시키는 힘도 저하한다. 그 결과 혈액은 콜레스테롤이나 중성 지방 등의 잉여물이나 요산, 유산 등 각종 노폐물로 오염된 상태가 된다.

그렇게 오염된 혈액이 온몸의 세포에 돌아다니지 않도록 이들 잉여물과 노폐물을 혈관의 안쪽으로 침착시키는 반응 등이 바로 동맥 경화이다. 즉, 혈액만은 어떻게 해서든 원활하게 흐를 수 있도록 작용한다.

동맥 경화에 의해 혈액의 통로가 좁아지기 때문에 심장은 힘을 가해 혈액을 뿜어내려 하는데 이런 작용이 바로 고혈압이다. 게다가 동맥 경화 상태가 지속되면 혈액의 오염을 한곳으로 집중시켜 혈액의 흐름을 원활히 하려는 반응이 일어난다. 이것이 혈전이다.

이처럼 동맥 경화, 고혈압, 혈전은 오염된 혈액의 정화 장치이다.

이와 마찬가지로 담즙이나 소변 성분이 짙고 오염되어 흐름이 원활하지 못하게 되면 그 흐름을 원활하게 유지하기 위해 잉여 성분을 응고시키려는 반응이 일어난다. 이것이 담석이나 결석이다. 담즙도, 소변도 원래는 혈액에서 만들어지기 때문에 결석 또한 어혈의 정화 반응이라고 생각해도 좋다.

동맥 경화나 혈전, 결석은 일반인에게는 배척해야 할 나쁜 병으로 알려져 있으나 실제로는 혈액의 오염을 한곳으로 집중시켜서 응고시켜 주며 혈액의 오염이 전신으로 퍼지는 것을 막는다. 따라서 동맥 경화나 혈전, 결석이 생기는 것은 혈액의 오염을 전신으로 퍼뜨리지 않고 인간을 구하는 자연치유력의 일환이다.

암은 혈액 정화를 위한 '최종 장치'

지금까지 말한 대로 오염된 혈액을 정화하기 위한 장치로 여러 가지 질병이 발생한다. 그리고 암이야말로 혈액의 흐름을 정화하기 위한 '최종 장치' 라 할 만한 존재이다.

암이라는 이름의 종양 덩어리는 혈액의 오염을 그곳으로 집중시켜 봉인해 전신의 혈액을 정화한다. 혈액 정화를 위한 장치로 동맥 경화, 고혈압, 혈전 등이 있으나 암이야말로 가장 최종적인 장치이다.

암의 경우 반드시 출혈을 동반한다. 예를 들면 혈담(폐암), 토혈(위암), 하혈(대장암), 부정출혈(자궁암), 혈뇨(신장, 방광암) 등이다.

이 출혈도 혈액의 오염을 정화하기 위해 몸의 자연치유력에 의한 필사의 반응이라고 생각해도 좋다. 즉, 암의 원인인 '어혈' 을 배설하는 현상이다.

동서고금을 막론하고 행해져 온 사혈 요법도 오염된 혈액을 뽑아내어 자연치유력를 촉진하는 방법이다.

일본 자연 의학계의 최고 권위자인 모리시타 케이치(森下敬一) 의학 박사(국제자연의학회의 회장으로 오차노미즈(お茶の水) 클리닉 원장)는 '암이야말로 혈액의 오염을 정화하기 위한 조직(덩어리)' 이라는 학설을 주장했다. 미국의 아이로라 의학 박사도 이 학설을 주장했다.

한방에서는 '만병의 원인은 혈액의 오염에서부터' 라고 한다. 나중에 자세히 설명하겠으나 각 장기 세포는 백혈구로부터 분화, 진화했다. 그 각 세포는 혈액이라는 해수 속에 잠겨 있고 거기서 영양을 얻는다. 그 혈액이라는 해수의 오염된 상태가 오혈이며 곧 어혈이다. 이는 각 세포 및 뇌, 심장, 폐 등의 각 장기에 출혈의 정체를 초래하고 질병이 생긴다.

암도 그러한 질병 중의 한 가지다. 혈액의 오염을 정화하기 위한 궁극적인 형태라고 말할 수 있다.

질병은 혈액의 오염을 정화하기 위한 반응이다. 암이 이 정화의 최종 장치라면 혈액을 오염시키지 않는 것으로 예방할 수 있다. 또한 암을 치료하기 위해서는 혈액의 오염 제거가 중요하다.

이렇게 암을 예방하는 혈액을 만들어간다면 암은 물론 동맥 경화나 피부병 등 모든 질병을 예방하기 위한 혈액도 만들 수 있다. 이 책에서는 혈액의 오염을 막고 제거할 수 있는 방법에 대해 설명한다. 이를 위해서는 어혈이 왜 생기는지를 반드시 생각해 봐야 할 것이다.

과식이 어혈을 초래한다

한방에서는 '음식이 피가 되고 피가 근육이 된다' 라고 한다. 먹은 것이 혈액의 성분이 되고 그것이 각 기관(근육)을 성장시킨다는 말이다. 따라서 어혈의 원인 중 하나는 음식물의 섭취 방법에 있다.

우선 과식이 어혈의 원인이다. 혈액 검사의 결과 콜레스테롤, 중성지방, 혈당치가 너무 높은 경우는 과식으로 혈액 중 영양 물질이 과잉되는 상태를 말한다. 즉, 고지혈증, 고혈당으로 혈관 속 혈액이 끈적끈적한 상태가 되어 혈류가 정체되는 것이다.

고지혈증을 방치하게 되면 동맥 경화의 원인이 되고 심근경색, 뇌경색을 유발하며, 고혈당은 당뇨병과 직결된다.

과식은 유산, 요산, 피르빈산을 비롯해 모든 노폐물을 증가시켜 혈액의 오염이나 혈류의 정체에 박차를 가한다. 그런데 혈액 중 노폐물은 대부분 신장에서 소변, 폐에서 내뱉는 숨으로 배설된다.

술을 마신 다음날 내뱉는 숨에서 술 냄새가 나는 경우가 있다. 이는 혈액의 노폐물 중 휘발성이 있는 것은 폐에서 배설되기 때문이다.

그 밖의 노폐물인 땀, 피지, 눈곱, 코딱지, 냉 등은 몸에 있는 모든 형태의 배설 기관으로 빠져나간다. 때문에 서양 의학에서는 신장과 폐가 문제없이 활동하면 혈액이 오염되지 않았다고 판단한다. 따라서 신장염이나 신장암, 폐암이나 중증 결핵 등 신장이나 폐에 심각한 기능 장애가 없는 한 혈액은 오염되지 않았다고 본다.

그러나 실제로는 그렇지도 않다. 필자는 시즈오카 현(静岡縣) 이즈(伊豆) 반도의 산중에서 요양원을 운영하며 건강 회복을 위해 당근과 사과주스만을 먹는 단식 요법을 하게 되었다. 아침, 점심, 저녁 1일 3회, 1회에 세 잔씩 당근과 사과주스를 마시고 오전 10시와 오후 3시에는 생강탕이나 된장국만을 마시는 다이어트 방법을 실천한다.

당근과 사과주스 단식을 실천한 사람은 2~3일째부터 구토나 악취, 설태(혀의 표면에 생기는 이끼 모양의 부착물), 눈곱, 전신 피부의 끈적거림, 진한 소변, 검은 변, 냉, 습진 등으로 노폐물이 분출된다. 때문에 사람들은 체내에 얼마나 노폐물이 쌓여 있었는지를 깨닫게 된다. 즉, 현대인은 많든 적든 어혈의 상태에 있다. 그러나 '나무만 보고 숲을 보지 못한다' 라는 경향이 강한 서양 의학에서는 상당한 신장 기능 장애나 폐 기능 장애가 없는 한 혈액은 오염되지 않은 것으로 취급한다.

인간은 거의 초식 동물에 가깝다

과식뿐만 아니라 잘못된 식습관 또한 어혈의 원인이 된다.

인간은 본래 음식물 중 90% 정도를 식물성 음식으로 먹게 되어 있다. 이는 구치(어금니)와 문치(앞니)와 견치(송곳니)의 역할을 보면 알 수 있다. 인간의 32개의 치아 중 곡물을 갈아 부수기 위한 구치는 20개(62.5%), 야채나 과일을 무는 문치는 8개(25%), 고기나 생선을 잘라내는 견치는 4개(12.5%)이다. 구치와 문치의 개수를 더하면 87.5%가 되므로 인간이 잡식이라고는 하지만 초식 동물에 가깝다는 뜻이 된다.

인류와 가장 가까운 동물로 유전자의 98%가 인간과 동일한 고릴라는 신장 170㎝, 체중 200㎏의 건강함에도 불구하고 감자류나 바나나, 죽순 등만을 먹는다. 체중 6,000㎏의 코끼리나 엄청나게 키가 큰 기린, 인간에게 고기나 우유를 제공하는 소 또한 풀(초식)밖에 먹지 않는다. 초식용의 평평한 이만 갖고 있기 때문이다. 반대로 사자나 호랑이는 동물원에서 아무리 야채를 줘도 먹지 않는다. 육식용의 뾰족한 이밖에 갖고 있지 않기 때문이다.

인류가 아프리카 땅에서 발생한 초기에 초식성이었으나 북방의 한랭지인 유럽으로 이동하면서 잡식성이 됐다. 한랭지에 살게 되면서 농경이나 채취가 쉽지 않자 할 수 없이 수렵에 의한 육식을 시작했다. 유럽인들과는 달리 농경 민족인 동양인은 긴 세월을 곡식과 채소 중심의 식습관을 유지해 왔다. 그러나 수십 년 전부터 육식 위주의 식습관을 가진 서구인이 만든 영양학을 신봉하게 됐고 육식을 주로 하는 식습관이 만연해졌다. 이것이 잘못된 식습관이다.

최근 30년 동안 일어난 급속한 식습관의 서구화는 현대인의 사망 원인에도 영향을 끼쳤다. 과거에는 뇌출혈로 사망하는 경우가 많았는데 육식 주체의 식습관으로 인해 급격히 줄어들게 되었다.

반면 서양의 사망 원인에서 많이 나타나는 뇌혈전이나 뇌경색이 현저하게 증가했다. 자궁경부암이나 위암 등 과거에 많이 발병하던 암은 감소하게 되고 서구형의 폐, 대장, 유방, 난소, 자궁체부, 전립선, 췌장암이 증가했다.

일본인에게 혈전증 환자가 증가했음은 잘못된 식습관에 의해 혈액의 흐름이 원활하지 못해 어혈이 생긴 사람이 많아졌다는 뜻이다.

운동 부족과 스트레스도 '어혈'의 원인

과식과 잘못된 식습관 다음으로 어혈을 일으키는 세 번째 원인은 운동 부족이다.

운동을 하면 누구나 체온이 상승한다. 이는 근육을 사용하기 때문이다.

인간 체온의 40% 이상이 근육에서 생산된다. 체온이 상승하면 혈중 지방이나 당 등의 영양 과잉물이 연소한다. 동시에 요산이나 유산 등의 노폐물을 연소하기 때문에 혈액의 정화가 촉진된다.

게다가 운동을 통해 체내의 노폐물이나 영양 과잉물을 탐식 처리하는 백혈구의 활동도 증가하기 때문에 한층 혈액이 정화된다. 또한 운동을 하면 심장 박동수가 증가해 혈행이 좋아지며 근육이 수축, 이완하기 때문에

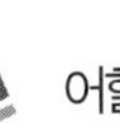

어혈로 풀어보는 비만

여기저기서 살 빼느라 야단이다. 다 아름다워지고 싶은 욕망 때문이다.
그러나 정작 더 중요한 건 비만이 만병의 근원이라는 것이다.
운동과 식이 요법을 하면 체중이 준다. 그런데 해도 안 빠지고 아예 하지도 못하는 사람은 어떡할까? 믿기 어렵겠지만 어혈을 제거하면 체중도 준다.
몸 안에 남아 있는 노폐물과 어혈, 병리적인 물질인 담과 습(濕)이 빠져나가야지만 살이 빠지기 때문이다. 비만을 치료하면 부수적으로 많은 효과를 볼 수 있다.

근육 내를 흐르는 혈관도 수축, 이완한다. 따라서 혈류가 촉진되어 혈행이 좋아진다(이것을 밀킹 액션 = 젖짜기 효과라고 한다).

운동으로 호흡이 크고 깊어지면 횡경막이 잘 움직이고 내장에 정체된 혈액의 흐름도 좋아진다. 즉, '어혈' 이 개선된다.

반대로 운동이 부족하면 체온이 내려가고 혈행이 나빠진다. 백혈구의 활동도 저하되어 어혈의 원인이 된다.

일상생활에서의 스트레스도 혈액을 오염시키는 원인 중의 하나이다. 피로나 수면 부족, 분노, 슬픔 등으로 심신에 스트레스가 쌓이면 혈압이 상승한다. 이는 부신수질(부신의 중앙부를 이루고 있는 내분비 조직)에서 아드레날린이 분비되기 때문이다. 그리고 스트레스로 혈액 중 콜레스테롤이나 중성지방, 요산, 적혈구, 혈소판 등이 증가하면 혈액이 끈적거리고 질척거리며 혈전이 생기기 쉽다. 또한 스트레스는 부신피질(부신의 바깥쪽을 둘러싸는 내분비 조직)에서 코르티솔의 분비를 증가시킨다.

코르티솔은 스트레스 호르몬이라고도 불리며 백혈구 중 림프구를 용해해 면역력을 떨어뜨린다. 때문에 각종 질병에 걸리기 쉽다.

그 밖에도 자동차의 배기 가스나 공장에서의 매연, 담배 연기 등 유해물질은 폐를 통과해 직접 혈액에 들어가 혈액을 오염시킨다. 수돗물의 염소나 트리할로메탄, 야채 등에 남아 있는 농약, 가공 식품 중 합성 착색제나 보존제, 화학 약품 등이 우리 주위에는 너무나도 많다. 이들은 혈액을 오염시키고 어혈을 일으킨다.

왜 겨울에 사망률이 높아질까?

지금까지 말한 어혈을 일으키는 원인들, 즉 음식, 운동 부족, 스트레스는 서양 의학에서도 질병의 원인으로 취급한다. 그러나 서양 의학에서는 냉기와 수분의 과잉을 그다지 큰 문제로 삼지 않고 있다.

그러나 이 '냉기' 와 '수분의 과잉' 또한 어혈을 발생시키는 원인 중의 하나이다. 서양 의학에서는 냉기와 수분의 과잉이 몸에 미치는 영향을 간과해 질병의 진짜 원인을 파악하지 못하는 경우가 많다.

인간의 평균 체온은 36.5℃라고 알려져 있다. 체온이 그보다 5℃ 높은 41.5℃가 되어도 그 자체만으로는 생명에 지장이 없다. 그러나 반대로 5℃ 낮아져 체온이 31.5℃가 되면 머지않아 죽음에 이른다. 이처럼 더위보다 추위 쪽에 약한 이유는 인류의 발상지인 아프리카 대륙과 관련이 있는지도 모른다. 아무리 건강하고 젊은 사람이라도, 가령 겨울 산에서 조난을 당해 체온이 내려가면 외상 등을 입지 않아도 죽음의 위기에 처한다.

인체 내의 화학 반응은 평균 체온 36.5℃에서 이루어진다. 때문에 체온이 저하되면 그 화학 반응이 충분히 발휘되지 않는다. 즉, 체온의 저하로 대사 과정에서 여러 가지 유해한 중간 대사물이 생기고 당이나 지방의 연소마저 방해를 받으며 요산이나 유산 등의 노폐물의 연소도 충분히 일어나지 않게 된다. 자연히 혈액이 오염되고 어혈이 생겨 모든 질병의 원인이 된다.

또 모든 질병의 발병률이나 사망률이 겨울에 높은 것도 질병이 냉기와 밀접한 관계가 있음을 말해 준다.

'통증' 도 예외는 아니다. 냉방이 너무 잘 되는 방에 들어가면 머리가 아프다. 이는 냉기 때문에 생기는 결과이다. 그리고 비(수분)가 내리면 신경통이 심해지는 것은 수분이 냉기를 초래해 통증을 야기하기 때문이다. 이러한 통증은 목욕을 통해 대부분 경감된다. 통증의 원인인 냉기가 해소되기 때문이다.

한방에서는 통증을 냉기와 수분의 과잉에서 비롯된다고 본다. 기온이 37℃이면 상당히 덥다고 느끼지만 37℃의 물은 오히려 미지근한 느낌을 준다. 이와 같이 수분이 얼마나 몸을 차게 하는 것인지 알 수 있다. 냉기와 수분의 과잉도 어혈을 초래하고 병의 원인이 되므로 알아둘 필요가 있다.

암은 열에 약하다

1866년 독일의 부쉬 의학 박사는 폐렴이나 단독 등의 발열성 질환을 앓으면 암이 소멸될 수 있음을 발견해 암의 자연치유에 대한 예를 세계 최초로 발표했다. 박사가 조사한 암의 자연치유에 대한 예에서 모든 사람이 단독(발열, 오한, 통증을 동반하는 피부 점막의 화농성 염증, 급성 전염병)이나 폐렴으로 발열한 후 자연치유됐다. 그리고 암세포와 정상 세포를 함께 배양한 다음 온도를 올리면 암세포만 39.6℃ 이상에서 죽고 정상 세포는 43℃까지 생존한다는 연구 보고도 나와 있다.

바제도병(갑상선 호르몬의 과잉으로 일어나는 질환)의 환자가 암에 걸리기 힘들다는 사실은 잘 알려져 있다. 이 병은 대사가 너무 좋아져(대사항진) 발열, 발한, 정신 불안, 체중 감소 등을 초래한다. 이 병을 지닌 환자의 암 발생률은 일반인의 수천 분의 일이다. 암이 열에 약함을 뒷받침하는 예라고 할 수 있다.

암은 인간 신체의 모든 장기와 기관에 발생한다고 알려져 있으나 심장과 비장에는 발생하지 않는다. 심장은 항상 움직이며 열을 내고 있고 비장에는 적혈구가 모여 있어 체온이 높기 때문이다.

반대로 암이 발생하기 쉬운 장기는 폐, 식도, 위, 대장, 자궁 등의 관강장기(管腔臟器, 소화관 · 요관, 난관 등)이다. 구조적으로는 관으로 되어 있으나 내부의 속이 비어 있어 열 발산이 적으며 체온보다 항상 온도가 낮은 외부와 연결되어 있다. 즉, 체온이 낮은 장기이다. 여기서 암이 열에 약함을 알게 됐으나 뒤집어 말하면 냉기가 암의 온상이라는 뜻이 된다. 즉, 암의 예방 및 치유를 촉진하기 위해서는 체온을 올려야 좋다는 말이다.

체온이 상승하면 혈중 잉여물이나 노폐물 등이 연소해 혈액이 깨끗해지고 체내의 청소부 세포인 백혈구의 역할이 활성화되어 노폐물을 더욱 탐식하기 때문이다.

서양 의학의 혈액 검사 수치와 '어혈'의 차이

동양 의학에서 병은 어혈의 정화 반응이다. 서양 의학에서도 진단은 우선 혈액 검사(혈중 함유 성분의 수량 분석)에서 시작된다. 아마 대부분은 경험했을 것이다. 그 혈액 검사로 몸의 상태를 어느 정도는 파악할 수 있다. 그 결과 병명이 붙여지고 그에 대한 치료가 이루어진다. 그러나 거기에는 한계와 동시에 결정적인 문제점이 잠재되어 있다.

혈액 검사를 통해 각종 노폐물이나 잉여물 등의 함유량을 조사해 몸의 상태를 어느 정도 알 수 있다. 이때 지표가 되는 것은 혈액 중 콜레스테롤이나 중성지방의 양과 요산, 혈당, GOT, GPT, 아밀라아제 등의 효소류(간장이나 췌장 등 장기의 세포가 파괴됐을 때 파괴된 곳에서 혈액으로 흘러 들어오는 물질)이다. 그리고 평상시 혈액에 포함되어 있지 않으나 암에 걸리면 나타나는 종양 마커 역시 마찬가지다.

그러나 혈액 검사의 수치가 모두 정상인데도 왠지 몸의 상태가 나쁘다는 사람도 있다. 이러한 경우 서양 의학에서는 원인 불명이 되기 쉽다.

어혈이라는 관점에서 보면 이것도 설명할 수 있으며 벌써 병이 시작됐다고 판단해야 한다. 즉, 서양 의학적인 검사 수치에 이상이 나타나는 단계에 도달하기 전이라도 혈액의 오염, 즉 어혈은 일어나고 있다.

서양 의학은 병을 위장, 간장, 뇌라는 장기별로 다루며 인체 전체를 보려고 하지 않는다. 인체를 부품의 집합으로만 본다. 또한 마찬가지로 혈액의 성분에만 집착해 혈액의 전체를 보지 못한다. '나무만 보고 숲을 보지 못한다' 라는 말과 같다. 즉, 검사표의 각 항목에 나와 있는 숫자에만 신경 쓰게 되며, 노폐물이나 GOT, GPT 등의 효소 과다와 콜레스테롤이나 중성지방, 혈당의 증가, 종양 마커 출현, 적혈구, 백혈구, 혈소판의 과부족 등과 같은 각각의 수치에만 연연한다.

그러나 그들은 혈액 전체로 보면 오염의 한 부분에 불과하다. 서양 의학과같이 혈액의 성분에만 집착하면 이상이 없다는 잘못된 해석을 하거나 수치의 이상을 초래한 본래 원인이 무엇인지를 오역할 수도 있다. 그리고 아직 발견되지 않은 성분에 관해서는 아예 검사 자체가 불가능하다는 결함을 안고 있다.

그에 비해 동양 의학에서는 숲 전체를 보려 해서 혈액 전체를 파악함으로써 혈액의 오염이라는 견해를 가지고 있다. 혈액을 근본적으로 정화하기 위한 방법을 생각하는 것과 개별적 증상을 개선하려 하는 서양 의학의 치료법과는 자연히 차이가 생긴다.

그리고 서양 의학의 치료에서는 벽에 부딪혔던 병이 동양 의학의 방법으로는 자연치유력을 끌어내기 위한 모든 생활 습관을 통해 크게 개선됐음은 명백한 사실이다.

'혈액의 오염'을 막는 생활 습관

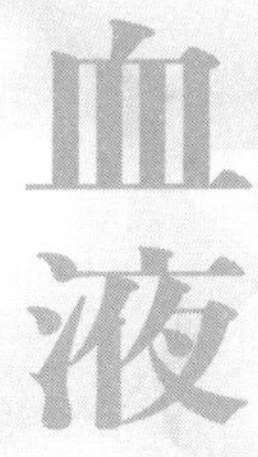

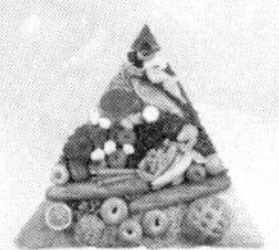

'어혈'의 원인은 '잘못된 식사'와 '냉기'

발열과 식욕 부진을 통한 야생 동물의 자연치유 이야기는 이 책의 서두에서 소개했다.

한편, 암을 비롯한 만병의 근원은 어혈, 즉 혈액의 오염이라는 점도 지적했으며, 그 어혈은 과식, 잘못된 식습관, 운동 부족, 스트레스, 냉기, 수분의 과잉 등으로 초래된다고 앞서 말했다. 이 원인들 중 먼저 말한 두 가지, 즉 과식과 잘못된 식습관은 물론 식생활의 문제로써 '잘못된 식사'라고 할 수 있다.

남은 네 가지 중 운동 부족과 냉기, 수분 과잉은 '열'과 밀접한 관계가 있다. 우선 운동 부족에 대해 말하면 다음과 같다.

운동으로 체온이 올라가면 혈액 중 지방이나 당 등의 영양 과잉물이 연소하고 요산이나 유산 등의 노폐물을 연소해 혈액의 정화가 촉진된다. 게다가 운동을 통해 백혈구의 활동도 증가한다.

다음은 냉기나 수분 과잉인데 이것도 앞장에서 설명한 바와 같다. 즉, 체온의 저하로 인체 내에서 일어나야 할 화학 반응이 충분히 일어나지 않는다. 그리고 대사 과정에서 각종 유해한 중간 대사물이 생겨 지방이나 당의 연소를 방해하며 요산이나 유산 등의 노폐물도 충분히 연소되지 못한다. 때문에 혈액의 오염이 생겨 모든 병의 원인이 된다.

이를 정리하면 암을 비롯한 모든 병의 원인은 바로 어혈이다. 그 혈액 오염의 원인은 '잘못된 식사' 와 '냉기' 이다. 이는 야생 동물의 자연치유력에서 근본이 되는 두 가지, 즉 '식욕 부진' 과 '발열' 과는 반대가 됨을 알 수 있다.

이번 장에서는 어혈을 막기 위해 일상생활에서 주의할 점, 즉 암을 예방하기 위한 혈액 만들기의 구체적인 항목을 열거한다. 하지만 이는 위에서 기술한 내용에서도 알 수 있듯이 '음식' 과 '냉기' 에 대해 말하는 것이다. 그러므로 순서대로 다루어 나가보자.

아침은 '당근과 사과주스'로도 충분

지금까지 말한 바와 같이 혈액을 더럽히는 최대의 원인은 과식이다. 최근 자연식의 붐으로 유기 농법으로 만든 현미나 야채, 과일 등을 주문해 먹거나 화학 물질이 들어 있는 조미료를 피하는 사람이 늘어났다. 그 의도는 상당히 좋지만 과식을 할 바에는 차라리 하지 않는 편이 낫다. 자연식주의자라도 과식해서 암이나 류머티즘 등의 질환으로 고생하는 사람들은 얼마든지 있기 때문이다.

반대로 다소 나쁜 음식이라도 잘 씹고 적게 먹으면 혈액은 오염되지 않고 병에 걸릴 염려도 없다.

일본 속담에 '8부만 먹으면 의사가 필요없다'라는 말이 있다. 최근 대부분의 일본인은 아침이나 점심 식사에 할애할 시간도 적고 일정은 거의 저녁에 몰려 있기 일쑤이다. 즉, 회식이나 연회로 저녁을 술과 함께 하는 경우가 많아 무심코 과식이나 과음을 할 확률이 높다. 이는 대부분의 사람들이 공감한다.

그런데 이렇게 되면 다음날 식욕이 없어지는 것은 너무나 당연하다. 그렇지 않아도 아침은 체온이 낮고 위장을 비롯한 각 장기의 기능이 저하되기 때문에 식욕이 없고 몸이 나른하며 의욕이 없는 경우가 많다.

이때 하루의 활동 에너지원인 아침 식사를 잘 먹지 않으면 안 된다고 믿어 무리해서 먹는 경우가 있는데 그렇게 되면 좋을 것이 하나도 없다.

위장이 충분히 활동하지 않아 소화가 잘 되지 않으며 불소화물은 유해 물질을 만든다. 그것이 혈액에 흡수되어 혈액을 오염시키게 되기 쉽기 때문이다. 아침 식사는 영어로 'Breakfast' 이다. 'fast' 는 '단식' 을 의미한다. 즉, 전날 저녁 식사 이후부터의 단식 상태를 깬(Break) 음식이 'Breakfast' 라는 뜻이다.

필자가 경영하는 이즈의 요양원(후에 설명)에서는 수일 내지 일주일 간의 단식 요법을 행하고 있다. 이 단식 요법 후에 먹는 음식은 첫 번째로 중탕이다. 바로 일반식을 먹으면 즉시 심한 복통이나 구토, 설사에 시달리게 되기 때문이다. 심할 때는 장폐색(장관이 물리적 혹은 기능적으로 막히는 증상)을 일으킬 수도 있다.

단식으로 쉬고 있던 위장은 중탕 → 죽 → 일반식으로 수일에 걸쳐 원 상태로 회복시켜야 한다.

이 점에서 판단해 보더라도 식욕이 없는 경우 매일 무리하게 아침을 먹으면 오히려 몸에 나쁜 영향을 주게 된다.

단, 하루의 활동을 시작하면서 뇌나 근육에 칼로리를 보내야 함은 당연한 사실이다. 뇌나 근육의 칼로리는 100% 당분에 의존하고 있으므로 당분과 수분을 보충하면 좋다. 그리고 그 경우에도 위장에 부담을 주지 않는 것이 바람직하다.

그런 의미에서 아침 식사는 당근과 사과주스만으로도 충분하다. 당근

2개(약 400g)와 사과 1개(약 250g)를 믹서로 갈아 생 주스(당근 약 240cc, 사과 약 200cc) 2.5잔을 천천히 씹으면서 마신다.

뒤에도 나오겠지만 이 생 주스는 자연의 당을 충분히 함유한 '살아 있는 혈액' 이다. 때문에 아침 식사 대신 두세 잔만 마셔도 공복감을 느끼지 않게 된다. 더불어 소변이나 대변의 배설 또한 좋아진다. 따라서 식욕이 없는데도 무리해서 아침 식사를 할 때보다 심신 모두 훨씬 경쾌한 아침을 맞을 수 있다.

그 밖에 당근과 사과주스 대신 생강홍차를 한두 잔 마셔도 좋다. 즉, 홍차에 생강즙을 몇 방울 넣고 벌꿀이나 흑설탕을 넣어 마신다. 또는 당근과 사과주스, 생강홍차 모두 마셔도 괜찮다.

현대인은 비타민과 미네랄 부족이 심각하다

필자가 20년 전쯤 스위스 취리히의 빌하벤나 병원으로 유학을 가면서 처음으로 당근과 사과주스를 접했다. 이 병원은 암을 비롯한 난치병으로 전 세계에서 몰려온 환자를 식이 요법과 각종 물리 요법(침구, 마사지, 수치 요법(Hydropathy : 물을 이용한 치료 방법), 온열 요법 등)을 이용해 완치시키기로 유명했다. 이 병원에서 환자에게 제공하는 식사에는 육류나 계란, 우유, 버터 등의 서양식은 일체 포함되지 않는다.

이 병원에서는 1897년 설립된 이래 반드시 매일 아침 당근과 사과 생주스를 환자에게 마시게 하고 있다.

원장인 리히티 브러쉬 의학 박사에게 '왜 매일 아침 당근과 사과주스를 마시게 하는가' 라고 질문하자 그는 다음의 두 가지 이유를 들어 답했다.

"첫 번째는 인간의 몸에 필요한 비타민과 미네랄이 모두 포함되어 있기 때문이고 두 번째는 혈액 중 림프구의 기능을 활성화해 면역력을 높이기 때문이다."

현대인은 당, 단백질, 지방의 3대 영양소를 충분히 섭취하고 있다. 오히려 섭취 과잉 상태이다. 그러나 이들 3대 영양소를 체내에서 잘 이용하는 데 필요한 비타민, 미네랄 등의 미량 영양소에 대해서는 부족한 상태이다.

현재 알려진 비타민과 미네랄만 해도 비타민은 약 30종류, 미네랄은 약 100종류로 모두 130종류가 존재한다. 설령 129종류의 비타민, 미네랄을 매일 섭취하더라도 1종류의 비타민 혹은 미네랄의 섭취가 부족하면 다음과 같이 암을 비롯한 각종 질병이 생길 우려가 있다.

<비타민>

A 부족 ⇒ 폐암, 방광암, 야맹증

B 부족 ⇒ 각기병(부종, 빈맥(맥박의 횟수가 정상보다 많은 상태), 신경 장애)

C 부족 ⇒ 괴혈병(출혈, 감염증)

D 부족 ⇒ 구루병

E 부족 ⇒ 불임증, 동맥 경화, 노화

<미네랄>

철 부족 ⇒ 빈혈

아연 부족 ⇒ 미각, 후각 장애, 정력 저하, 피부병

마그네슘 부족 ⇒ 정신 장애, 암

칼슘 부족 ⇒ 뼈, 치아 약화, 신경 과민

칼륨 부족 ⇒ 근력 저하

망간 부족 ⇒ 당뇨병

코발트 부족 ⇒ 악성 빈혈

미네랄 부족은 일종의 문명병이라고 해도 좋다. 현대 농업에서 사용되는 농약이 미네랄과 반응해 땅 내부의 미네랄을 부족하게 만들기 때문이다. 현대인은 곡물이나 야채에서 충분한 미네랄을 섭취할 수 없게 됐다. 또한 현미보다는 백미, 보리빵보다는 흰 빵, 흑설탕보다는 백설탕과 같이 정백 음식을 즐겨 섭취한다. 이것도 미량 영양소 부족에 빠지는 원인 중의 하나이다.

이 문명식의 결점을 보충하는 의미에서 인간의 몸에 필요한 비타민과 미네랄이 모두 포함된 당근과 사과주스는 현대인에게 매우 중요하다.

'당근과 사과주스'의 효능이란?

· 당근과 사과에 포함된 각종 파이토케미컬(Phytochemical : 식물 화학 영양소)은 대식세포를 자극해 TNF를 분비시키고 호중구나 림프구 등 백혈구의 운동을 강화해 암을 비롯한 각종 질병을 예방한다(백혈구의 내용이나 역할에 관해서는 4장에서 상세히 다룬다).

· 당근에 풍부한 카로틴은 만병의 근원이 되는 활성 산소를 제거한다.

· 당근에는 비타민과 미네랄 외에도 설탕, 소량이지만 최상급의 단백질, 식물성 지방이 포함되어 있다. 따라서 이 생 주스는 위장을 통해 들어오는 살아 있는 혈액이라고 생각해도 좋다.

· 이 생 주스에는 비타민A, B_1, B_{12}, C, D, P(플라보노이드), 미네랄, 요오드, 칼슘, 마그네슘, 유황, 염소가 풍부하게 포함되어 있어 혈액을 정화한다. 해독 및 배설 작용이 강력하다.

· 당근에 포함된 엽산, 비타민B_{12}, 비타민Bx(파라아미노 안식향산)가 장내의 유산균을 증식시킨다. 장내 비피더스균이나 유산간균 등은 비타민 B_1, B_2, B_6, B_{12}, K, 엽산 등을 합성하고 항체나 보호체 등의 면역 물질을 만들어 발암 물질을 제거한다. 유해 물질을 살균해서 질병을 막는다.

· 당근에 포함된 글루코코르티코이드(스테로이드 호르몬) 모양의 물질은 염증이나 알레르기의 치유도 촉진한다.

곡물과 고기를 어떤 비율로 섭취해야 하는가?

과식과 함께 잘못된 식습관 또한 혈액을 오염시키는 큰 원인이라고 이미 말했다. 인간은 잡식이라고는 하나 어디까지나 초식 동물에 가깝다. 이는 인간의 구치와 문치, 견치의 비율을 보면 알 수 있다.

인간은 전체 치아의 87.5%가 곡물을 갈아 부수기 위한 구치와 야채나 과일을 씹기 위한 문치로 구성되어 있다. 때문에 섭취하는 음식의 비율도 여기에 어울려야 한다.

이 점은 앞장에서 이미 지적했다. 그것을 무시하고 고기를 주식으로 하는 서구식을 계속하면 잘못된 식습관에 의한 혈액 오염이 생길 수 있다. 따라서 점심, 저녁 등의 식사는 다음과 같은 비율로 섭취해야 한다.

쌀, 보리 등의 곡물 ⇒ 50% 전후

곡류 ⇒ 10% 전후

야채, 해조류 ⇒ 20%

과일 ⇒ 5% 전후

육류, 어패류, 계란 ⇒ 15% 이하(육류나 계란보다도 어패류 쪽이 바람직하다)

현대인의 적은 '몸을 차게 하는 음식'

과식이나 잘못된 식습관과 함께 몸을 차게 하는 음식도 대부분의 현대인에게 큰 적이다. 이는 음식과 냉기가 밀접한 관련이 있음을 말한다.

현대인의 80~90%는 평균 체온인 36.5℃보다 체온이 낮으며 냉기를 가지고 있다. 냉기는 한방에서 말하는 '음성 체질'이다.

한방에서는 모든 현상을 '양'과 '음'으로 나누어 생각한다. 즉, 양은 밝고 따뜻하며 건조하고 긴장된 상태이다. 반대로 음은 어둡고 차며 습하고 야무지지 못한 상태를 말한다.

태양, 여름, 낮은 양이고, 달, 겨울, 밤은 음을 나타낸다. 색깔에서 양은 적, 오렌지, 황, 검은색을 띠는 경우가 많고 음은 대부분 청, 백, 녹색을 띤다.

인간의 체질에도 양과 음이 있어 양은 실증(영양이 충실한 체질), 음은 허증이라고 한다. 양성 체질은 작고 땅딸막한 홍안으로 고혈압 아저씨라는 표현이 딱 들어맞는다. 이런 사람은 근력이 충실하고 행동적이며 목소리도 크고 체온 또한 높다. 또 자신만만하며 활기가 넘치는 타입이다.

반대로 '음성 체질'은 피부가 희고 날씬하며 살이 그리 많이 찌지 않는다. 그리고 저녁에 늦게 자고 아침에 맥을 못 춘다. 체온이나 혈압이 낮고 감기에 걸려도 열이 나지 않는다. 콧물이나 재채기가 오래 지속되고 머리는 백발이 되기 쉽다. 착실해서 열심히 노력하는 소극적인 타입이다.

또 다른 특징을 들어보면 '양성 체질' 인 사람은 인생이 전반적으로 활기가 넘치고 명랑하며 쾌활해 사람들에게 사랑을 받는다. 식욕도 왕성해 건강하게 생활한다. 그러나 과식으로 체내 및 혈액 속에 열과 영양, 노폐물을 많이 축적해 혈액을 오염시키거나 큰 병으로 사망하는 경향이 있다. 즉, 서구형 질병인 암(폐암, 대장암, 전립선암 등), 고혈압, 혈전증(뇌경색, 심근경색), 통풍, 당뇨병(약간 뚱뚱한 타입) 등에 걸리기 쉽다. 이러한 질병은 '양성병' 이라고 할 수 있다.

반대로 음성 체질인 사람은 감기에 걸리기 쉽고 금세 설사를 한다. 결림이나 통증, 두통, 귀울림, 불면증과 같은 부정추소(병이 없는데도 여러 가지 자각 증상을 느끼는 것), 빈혈, 저혈압과 같은 '음성병' 으로 고통을 받기 쉽다. 그러나 목숨을 잃을 만한 큰 병에는 잘 걸리지 않는다. 음성병은 냉기와 물을 원인으로 하여 일어난다. 여성의 변비도 장이 너무 차갑기 때문에 원래라면 설사할 것이 움직이지 않아 생기는 음성병에 해당한다.

그 밖에 위장병(위염, 위궤양, 위암, 크론병(입에서 항문까지 이어지는 각종 소화기관에서 원인을 알 수 없는 염증이 지속적으로 나타나는 질환), 궤양성대장염)이나 폐렴, 우울증 등의 정신 장애, 자율신경실조증, 알레르기(한방에서는 '수독증'에 해당한다), 교원병, 부종(심장병, 위장병), 백혈병, 바제도병 등도 냉기와 물이 원인인 음성병이다. 대부분의 암도 냉기가 발병의 중요 인자이므로 주의가 필요하다.

양성 식품, 음성 식품, 중간 식품

그렇다면 양성병은 양성 체질인 사람만 걸릴까?

물론 양성병은 양성 체질인 사람이 걸리기 쉬운 병이지만 양성 체질이 아니더라도 양성 식품을 과다 섭취하게 되면 쉽게 걸릴 수 있다. 마찬가지로 음성병은 음성 체질인 사람이 걸리기 쉬우나 양성 체질인 사람이라도 음성 식품을 과다 섭취하게 되면 음성병에 걸릴 수 있다.

이와 같이 생각해 보면 질병은 몸의 양과 음이 어느 한쪽으로 과도하게 치우친 상태이다. 이 편중된 상태를 음식의 섭취를 통해 고쳐 간다면 건강 증진, 질병의 치유로 이어진다.

즉, 음성 체질인 사람은 양성 식품의 섭취를 통해 중간 체질이 되고 건강 증진으로 이어진다. 냉기와 물이 원인인 음성병도 양성 식품을 섭취해 음성 체질 상태를 수정하면 치유가 촉진된다.

몸을 따뜻하게 하는 양성 식품은 나트륨을 다량으로 포함하는 식품이다. 이에 대표적인 식품이 소금이다. 반대로 몸을 차게 하는 음성 식품은 칼륨을 많이 포함한 식품으로 식초가 대표적이다.

좀 더 일반적으로 말하면 56페이지의 표와 같이 짠 음식(소금, 된장, 간장, 절인 음식, 명태 알, 해물 조림 등), 우유를 제외한 동물성 식품(육류, 계란, 치즈 등), 야채류(딱딱하고 짙은 색의 식품), 적색, 흑색, 주황색을 띠는 음식(홍차, 해조류, 콩, 팥, 납두 등)은 체온을 따뜻하게 한다. 북방원산 혹은 한랭지에서 캐내는 북방 산물(자반연어, 메밀, 사과, 버찌, 포도, 말린 자두 등)도 체온을 따뜻하게 하는 음식이다.

반대로 바나나, 파인애플, 귤, 레몬, 메론, 수박 등 대부분의 과일과 토마토, 오이 등의 야채는 남방 원산이거나 온난 지역에서 나는 남방 산물이기 때문에 몸을 차게 하는 음식이다. 마찬가지로 카레, 커피, 녹차 등도 남방 산물이며 몸을 차게 한다. 그리고 수분이 많은 음식(물, 청량음료, 우유, 맥주, 블렌디드 위스키 등), 엽채류(부드럽고 쪼그라들지 않고 청백색인 것), 흰색 음식(백설탕, 흰 빵, 화학 조미료 등)도 몸을 차게 한다. 화학 약품 가운데 흰색인 것들은 당연히 몸을 차게 하는 부류에 속한다.

음식 중에는 음과 양의 비율이 동일하게 구성되어 몸을 차지도 따뜻하게 하지도 않는 것들이 있다. 색깔은 황색 또는 엷은 갈색이며 간성 식품(중성 식품)이라고 부른다. 56페이지의 표와 같이 현미, 현맥으로 만들어진 검은 빵, 감자류, 밤, 수수, 피와 같은 잡곡이 간성 식품이다. 모두 인류가 주식으로 해온 음식이다.

간성 식품은 음성 체질과 양성 체질인 사람 모두가 아무 때나 먹어도 되는 식품이기 때문에 인류가 주식으로 삼았다.

이상적인 아침, 점심, 저녁 식단

이상과 같은 이유로 '적정량의 식사'와 '곡식과 야채류 중심', '몸을 차게 하지 않는 것'을 중심으로 해서 하루의 식사를 종합적으로 생각해 볼 수 있다.

즉, 암을 비롯한 만병을 예방하고 개선하기 위해 필자가 추천하는 최선의 식단은 다음과 같다.

☞ 아침

당근과 사과주스를 두세 잔. 여기에 생강홍차(벌꿀이나 흑설탕을 넣는다) 한두 잔으로 충분하다.

알아두기!

혈관을 튼튼하게 하여 뇌졸중을 예방하는 메밀

메밀 가루는 색이 검을수록 철, 칼슘 등의 미네랄, 비타민B1, B2, 등의 영양분 함유량이 많다고 한다. 또 메밀은 여덟 종류의 필수 아미노산을 함유한 양질의 단백질과 소화되기 쉬운 전분, 혈관을 튼튼하게 하여 뇌졸중 등을 예방하는 루틴(rutin, 비타민 P)이 들어 있는 초건강 식품이다.

몸을 따뜻하게 하는 양성 식품과 몸을 차게 하는 음성 식품

양성 식품(적, 흑색)	간성 식품(황색)	음성 식품(청, 백색)
소금(천일염) 매실장아찌 단무지 젓갈 명태 알 된장 간장 치즈 육류 계란 어패류 비타민E 정종 중탕한 소주 누룽지 파 양파 부추 마늘 생강 근채류 ├ 우엉 ├ 당근 ├ 연근 └ 참마 등	현미 검은 빵 메밀 밤 피 수수 콩 팥 호박 깨 사과 딸기 고구마 토란 곤약	우유 두유 식초 식물유 정백당 마요네즈 후추 카레 화학약품 비타민C 청량 음료수 맥주 위스키 커피 과자류 케이크 두부 토마토 콩나물 숙주나물 엽채류(양상추 등) 열대 온대(남방)과일 채소 ├ 바나나 ├ 파인애플 ├ 망고 ├ 감 ├ 키위 ├ 레몬 ├ 수박 └ 참외 등

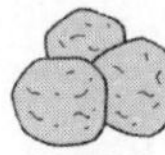

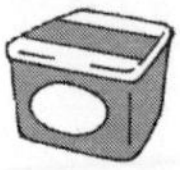

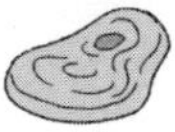

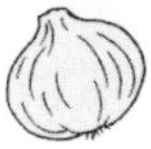

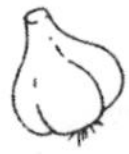

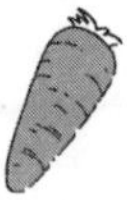

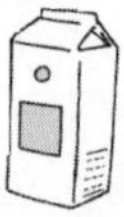

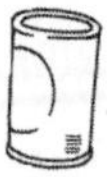

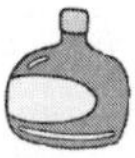

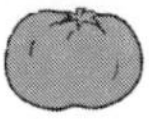

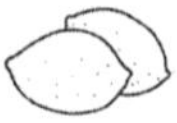

☞ 점심

메밀국수.

참마나 미역, 메밀국수는 더욱 좋다. 양념으로 파나 고추를 충분히 사용한다.

메밀국수는 앞서도 언급했듯이 몸을 따뜻하게 해주며 철, 칼슘 등의 미네랄류와 비타민B_1, B_2 등의 함유량이 풍부하다. 또 여덟 가지 필수 아미노산을 함유한 양질의 단백질과 소화가 빠른 전분이 포함되어 있다. 또한 루틴도 들어 있다. 루틴은 혈관을 강화하고 백혈구의 기능도 강화하는 파이토케미컬(Phytochemical : 식물 화학 영양소)이다.

한편 메밀국수와 함께 먹는 참마에는 소화 효소인 지아스타제, 아밀라아제, 우레아제, 카탈라아제, 글루코시다아제가 풍부해 노화를 방지하며 회춘의 효능이 있다. 또 미역을 함께 먹으면 비타민류와 미네랄류가 풍부히 섭취됨은 물론 글루탐산, 글리신, 아스파라긴산 등의 아미노산을 함께 섭취할 수 있다. 특히 장을 청소해 주는 식이 섬유의 함유량은 주목할 만하다.

그리고 미역에 포함된 타우린은 혈액의 원활한 흐름을 돕고 클로로필은 강력한 항산화 작용을 하는 파이토케미컬이다. 또한 후코이단(항암 효과가 뛰어난 산성다당류)에는 항암 효과가 있다. 양념으로 넣은 파는 보온, 발한, 이뇨 등의 작용을 한다.

그 밖에 유화 아릴 등의 파이토케미컬이 포함되어 있어 백혈구의 운동을 강화시켜 준다.

고추에 포함된 캅사이신은 보온, 발한 작용을 한다. 그리고 기분을 좋게 하는 뇌 내의 호르몬인 엔돌핀의 분비를 촉진해 백혈구의 기능을 향상시키는 파이토케미컬이다. 따라서 점심에는 파나 고추로 충분히 양념한 참마 메밀국수나 미역 메밀국수가 이상적이다.

☞ 저녁

위에서 말한 대로 아침, 점심을 섭취하면 저녁에는 무엇을 먹어도 하루의 식사량 합계로 볼 때 '과식' 하지 않게 된다. 따라서 알코올류를 포함해 무엇을 먹어도 좋다.

체형과 몸 상태에 맞는 걸음걸이

이 장의 첫머리에서 설명한 바와 같이 '음식' 다음의 주제는 '열'이다. 열과 관련된 '운동'과 그 밖의 것들에 대해 이야기해 보자.

최근에는 일상생활에서 걷는 습관을 기르는 사람이 늘고 있다. 걷기 운동은 혈액을 정화하고 건강을 증진하는 데 매우 합리적인 방법이다.

앞서 말했듯이 인간은 체온 생산의 40% 이상을 근육에 의존한다. 그 근육의 약 70%는 허리 아래쪽 하반신에 집중되어 있다. 따라서 체온을 상승시키기 위해서는 걷는 운동이 가장 효과적이다.

체온이 상승하면 전신의 혈류가 좋아지고 발한에 의해 노폐물이 배설되며, 신장 혈류가 좋아져 소변을 통한 노폐물의 배설도 좋아진다. 또 백혈구의 탐식 능력도 촉진되어 혈액이 정화되며, 근육의 수축 및 이완이나 혈관의 수축 및 이완을 돕기(밀킹 액션) 때문에 혈류도 더욱 원활해져 혈액의 정화로 이어진다.

또 걷기 운동을 하면 호흡량이 증가되기 때문에 호기에 의한 혈중 노폐물의 배설이 촉진된다. 뿐만 아니라 횡경막의 운동도 활발해져 내장 및 모든 장기의 마사지 효과에 의해 혈류의 촉진을 가져올 수 있다.

물론 지금까지 다른 운동을 하던 사람들은 그 운동을 계속하는 것으로도 충분하다. 하지만 지금부터 생활 습관에 운동을 도입하려고 생각 중인 사람에게는 걷기 운동이 가장 안전하고 확실하다. 무엇보다도 돈이 가장 적게 든다. 따라서 다른 어떤 운동보다도 권할 만하다.

다만, 게임이나 레이스 등의 무리한 경쟁심을 유발하는 운동을 하면 체내에 활성 산소가 증가해 혈액을 오염시킨다. 이 경우는 오히려 노화를 촉진시키게 되어버린다.

자신이 가진 힘의 60% 정도를 사용해 약간 땀을 흘려 기분이 좋아질 정도의 운동을 찾아본다. 그리고 자신에게 매일 혹은 최저 주 2~3회 계속하는 것이 가장 효과적이라고 이해하기 바란다.

한편, 일반 성인의 평균 걷는 속도는 분속 80m, 시속 4.8㎞이다. 그러나 본인의 체형이나 몸의 컨디션을 어느 정도 고려해 다음에 나타낸 바와 같이 걷기 운동을 하는 편이 좋다.

다음은 각 유형별로 주의할 점을 설명하겠다. 그에 따라 걷기 운동을 계속해 혈액을 정화시키면 결국 암을 예방할 수 있다.

☞ 비만형인 사람

발한, 배뇨 등에 의한 노폐물의 배설을 보다 활성화해 지방을 연소시킬 필요가 있다. 따라서 분속 90m 이상의 속보를 1회 30분 이상, 주 3회 이상 하는 것이 좋다. 걷기 시작해 15분 정도는 당분이 연소될 뿐이므로 지방을 연소시키기 위해서는 30분 이상을 걸어야 한다.

☞ 혈당의 수치가 높은 사람

걷기 운동으로 근육이 사용되면 혈중 인슐린이 부족하더라도 근육 내에서 당분을 부드럽게 연소할 수 있다. 또 걷기 운동은 췌장의 기능을 활발히 해 인슐린의 분비를 높여준다.

분속 80m의 페이스로 천천히 걸어 당분을 연소시키는 것이 좋다. 단, 공복시의 걷기 운동은 저 혈당을 일으킬 우려가 있으므로 식후 1시간 이상 경과한 후에 걷기 시작하는 것이 바람직하다.

☞ 통풍(요산성 관절염)인 사람

통풍의 원인 물질인 요산은 체내의 에너지 대사가 계속 상승해 대량으로 생산된다. 때문에 통풍인 사람은 분속 60m 정도의 느린 걸음으로 1회 30분 이상, 주 3회 이상이 적당하다.

☞ 고혈압인 사람

걷는 운동을 통해 하반신의 근육이 발달해 모세혈관의 양이 증가한다. 혈관이 넓어져(혈관의 용적이 증가한다) 혈압이 내려간다. 또 혈압 강하제인 도파민이나 프로스타글란딘E(Prostaglandin E : 동물에서 호르몬 같은 다양한 효과를 지닌 생리 활성 물질) 등의 혈중 농도도 높아져 혈압이 내려간다. 단, 빨리 걸으면 교감 신경을 긴장시켜 오히려 혈압이 상승하므로 분속 60m 정도의 느린 걸음으로 1일 30분, 주 3회 정도로 시작하는 편이 좋다.

☞ 심장병인 사람

심장은 주먹 크기밖에 되지 않지만 전신에 혈액을 보내고 다시 전신에 혈액을 되돌려받는 큰일을 한다. 이러한 일을 돕고 있는 것이 호흡에 의한 횡경막의 상하 운동과 근육의 수축, 이완을 통한 혈관의 수축과 이완(젖짜기 효과)이다. 특히 장딴지와 제2의 심장이라고 일컬어지는 발바닥 근육의 수축과 이완이 중요하다.

따라서 걷기 운동은 심장의 운동을 돕는 데 아주 좋다. 그리고 허혈성 심질환(협심증이나 심근경색) 등 고지혈증과 관련해 일어나는 심장병은 걷는 것으로 체온이 올라가고 지방이 연소되어 치유도 촉진된다. 단, 심장에 부담이 가지 않도록 분속 40m 정도의 '거북이 걸음'(아주 느린 걸음)으로 1일 30분, 주 3회로 조심스럽게 시작한다.

☞ 어깨 결림 및 요통이 있는 사람

분속 70m 정도의 약간 느린 걸음으로 1일 30분, 주 3~4회를 목표로 시작하면 좋다.

이때 양손과 양다리를 되도록 천천히 크게 움직이면서 걷는 것이 중요하다. 가끔 몸을 꼬거나 대퇴부를 크게 올리면 더욱 효과가 있다.

웅크리기(Squat) 운동과 다리 올리기(Leg raise) 운동의 효용

걸을 시간조차 없거나 장소가 없는 사람에게는 웅크리기(Squat) 운동을 권한다. 근육의 70~80%가 집중해 있는 하반신과 발바닥의 근육을 크게 사용하는 웅크리기 운동은 운동 부족을 해소하는 데 큰 도움이 된다.

64페이지의 그림을 참고해 다음과 같은 요령으로 해보자.

· 양손을 머리 뒤로 돌려 깍지를 끼고 양다리는 어깨 너비보다 약간 넓게 벌려 선다.

· 숨을 들이쉬며 허리를 내리면서 앉는다. 이때 가슴은 되도록 앞을 향하고 엉덩이는 뒤쪽으로 내민다. 그 후 숨을 내뱉으면서 일어선다. 이렇게 10~20회를 한 세트로 해서 5~10세트를 한다.

세트와 세트 사이에는 약간의 휴식을 가진다. 체력이 붙으면 1세트의 횟수나 세트 수를 늘린다. 이렇게 해도 부족하면 양손에 책이나 가벼운 아령을 들고 한다.

이 웅크리기 운동은 언제 해도 좋으나 특히 목욕 전에 효과적이다. 웅크리기 운동과 목욕으로 한층 더 체온이 상승하고 혈류가 촉진되기 때문이다. 따라서 혈액이 정화되고 백혈구의 기능도 효과적으로 증진된다.

웅크리기 운동 방법

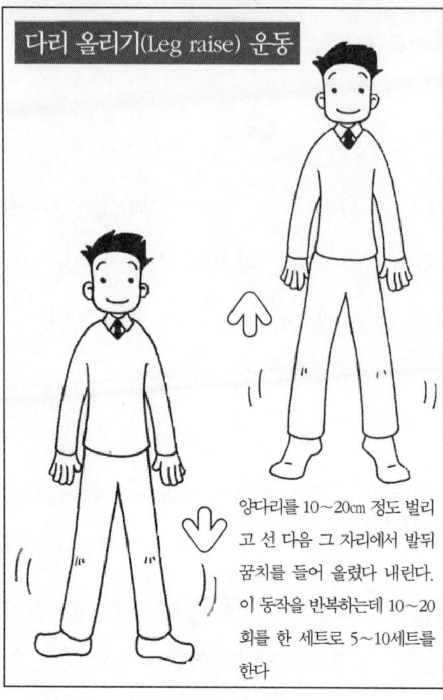

양다리를 10~20㎝ 정도 벌리고 선 다음 그 자리에서 발뒤꿈치를 들어 올렸다 내린다. 이 동작을 반복하는데 10~20회를 한 세트로 5~10세트를 한다

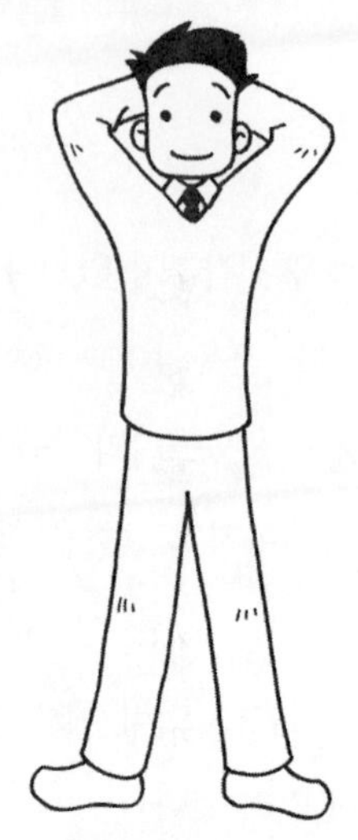

① 양손을 머리 뒤로 돌려 깍지를 끼고 양다리는 어깨 너비보다 약간 넓게 벌려 선다.

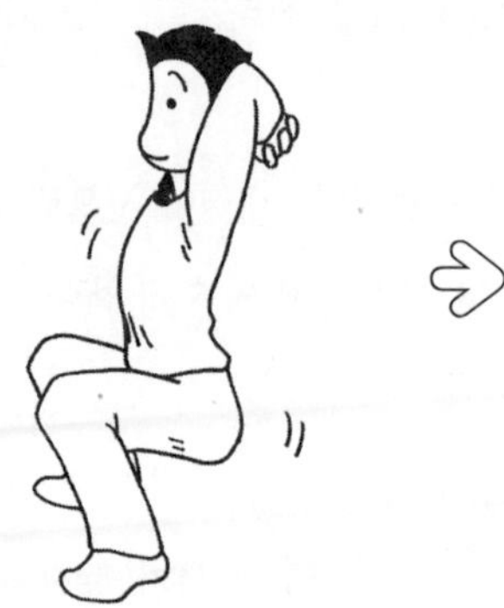

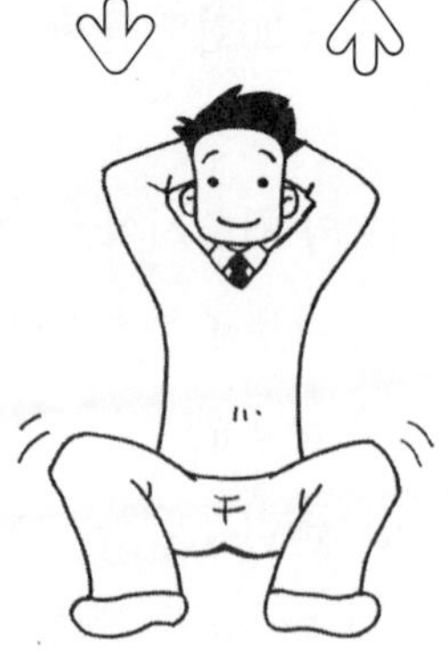

② 숨을 들이쉬며 허리를 내리면서 앉는다. 이때 가슴은 되도록 앞을 향하고 엉덩이는 뒤쪽으로 내민다. 그 후 숨을 내뱉으면서 일어선다. 이렇게 10~20회를 한 세트로 해서 5~10세트를 한다

웅크리기 운동만으로도 놀랄 정도로 땀을 흘리게 되지만 여기에 다리 올리기(Leg raise) 운동을 더하면 더욱 효과적이다. 양다리를 10~20㎝ 정도 벌리고 선 다음 그 자리에서 발 뒤꿈치를 들어 올렸다 내린다. 이 동작을 반복하는데 10~20회를 한 세트로 5~10세트를 한다. 웅크리기 운동과 다리 올리기 운동을 잘 조화시켜 함께하는 것도 좋다.

이처럼 일상생활에서 간단히 할 수 있는 운동을 계속해 암을 예방하거나 개선할 수 있다.

회전 바퀴가 있는 철창에서 키운 쥐와 일반 철창에서 키운 쥐가 있다. 이때 회전 바퀴에서 항상 운동한 쥐가 그렇지 않은 쥐보다 암에 걸리기 힘들다는 것은 잘 알려진 사실이다. 물론 이것은 인간에게도 해당된다. 매일 조깅이나 규칙적인 운동을 하는 사람은 운동 부족인 사람보다 암에 걸릴 확률이 훨씬 낮다.

운동을 하면 첫째, 암세포를 직접 공격하는 NK세포나 대식세포의 활동이 증가하고 둘째, 혈액의 오염을 탐식하고 정화하는 호중구의 활동이 촉진된다. 셋째, 운동을 통해 체온이 상승하고 넷째, 암의 원인 중 하나인 스트레스를 제거한다.

이러한 이유로 위와 같은 차이가 생긴다.

동양 의학에서는 운동이 암을 예방한다고 한다. 운동을 하면 혈류가 좋아지고 체열이 상승하며 혈중 노폐물이나 잉여물이 연소해 혈액이 깨끗해지기 때문이다.

목욕이나 사우나로 체온을 따뜻하게

이미 여러 차례 설명했듯이 '몸을 따뜻하게 한다 → 체온을 상승시킨다 → 노폐물의 배설을 촉진한다 → 혈액을 정화한다' 와 같은 흐름을 생활 습관으로 몸에 길들이는 것이 건강 증진의 지름길이다. 하지만 체온을 상승시키는 가장 좋은 방법은 목욕이다. 단, 어떤 온도의 물로 목욕하는가에 따라 그 효과가 다르다.

우선 42℃ 이상의 뜨거운 물로 목욕할 경우에는 교감 신경이 자극받아 다음과 같은 효과가 있다.

· 혈압을 상승시킨다. 따라서 저혈압인 사람에게는 좋으나 고혈압인 사람에게는 금물이다.

· 신경을 흥분시킨다. 따라서 아침에 일어나기가 힘든 사람은 뜨거운 물로 아침 목욕을 하면 좋다. 그러나 불면증이 있는 사람에게는 안 맞는다.

· 위액의 분비를 억제한다. 따라서 위산 과다로 위장병이 있는 사람에게 좋다.

다음으로 39℃ 이하의 미지근한 물로 목욕할 경우에는 휴식 신경이라고 불리는 부교감 신경을 자극해 다음과 같은 작용을 한다.

· 혈압을 저하시킨다. 따라서 고혈압 환자에게 좋다.

· 정신을 편안히 해서 맥박을 느리게 한다. 따라서 불면증, 스트레스가 많은 사람, 바제도병인 사람에게 좋다.

· 장의 활동을 좋게 한다. 따라서 식욕 부진, 위장 활동이 나쁜 사람에게 좋다.

아무튼 기분이 좋다고 느끼는 온도의 물로 목욕하는 것이 건강에도 좋다.

하반신만 물에 담그는 '반신욕'이라는 방법도 있다. 온몸을 물에 담그는 전신욕에서는 수압으로 가슴 부위가 약 2㎝, 복부 근처가 약 5㎝ 줄어드는 것으로 알려져 있다. 따라서 심장병인 사람은 하반신을 압박하지 않는 반신욕이 더 낫다. 그리고 요통이나 무릎 관절염, 생리 불순, 생리통 등의 부인병, 부종(신장 기능 저하) 등 하반신에 문제가 있을 때도 반신욕이 효과적이다.

반신욕을 할 때는 욕조 안에 낮은 의자를 두고 앉아 명치 아래까지 물에 담그고 15~20분간 있도록 한다. 이렇게 하면 하반신의 혈행이 좋아져 전신의 혈행 또한 좋아진다. 또 다량의 땀을 흘리게 되어 냉기에 의한 '수독'이 풀리고 통증이나 결림 등 냉기에서 비롯된 각종 질병에 효과가 나타난다.

간단하고 부분적인 목욕으로는 '수욕' 과 '족욕' 이라는 방법을 권할 만하다. 즉, 44~46℃의 약간 뜨거운 물을 담은 세면기에 양손을 손목 아래쪽까지 담그는 '수욕' 과 양발의 발목 아래쪽까지 담그는 '족욕' 이다. 이것만으로도 전신이 따뜻해지고 발한, 배뇨가 촉진된다. 냉기나 각종 통증, 결림에 놀랄 만한 효과가 있다. 이때 발을 헹굴 따뜻한 물을 준비해 두고 세면기 안의 물이 식기 전에 가끔 다리에 물을 끼얹어준다. 10~15분 정도 손이나 발을 담그도록 하자.

사우나 또한 혈액의 정화와 수독의 해소에 매우 효과적이다. 90℃ 이상의 온열 자극으로 땀샘과 피지선이 열리고 체내의 노폐물이 한꺼번에 배설되기 때문이다. 심박수와 신장의 혈류량이 증가해 배뇨가 촉진됨으로써 체내의 불필요한 수분이 배설된다. 체온이 상승하면 백혈구의 탐식능력이 높아지고 혈액의 정화가 촉진되는 것은 앞서도 다루었다.

또한 사우나 후의 상쾌한 기분이 드는 것은 뇌로부터 β—엔돌핀이 분비되어 심신이 편안해지고 암세포를 탐식하는 NK세포도 활성화되기 때문이다. 단, 고혈압이나 심장병이 있는 사람은 사우나를 하기 전에 주치의와 상담한 다음 천천히 시작해야 한다.

이러한 목욕의 건강 효과는 유럽의 자연 요법 병원에서는 이미 백 년도 더 전부터 이용되어 왔다. 암이나 류머티즘 등의 난치병에 대한 온열요법이라고 할 수 있다.

일본에서도 1978년에 국립예방위생연구소에서 다음과 같은 실험 결과를 발표했다.

"인간의 자궁 암세포를 채취해 32℃에서 43℃까지의 온도 변화를 주고 정상 세포와 비교했다. 그 결과 39.6℃ 이상일 경우에 암세포는 10일 정도 지나자 모두 죽었고, 정상 세포는 상처를 받지 않았다."

이러한 실험 결과 등을 근거로 현대 의학에서도 암에 대한 온열 요법(Hyperthermia)이 행해진다.

전신의 온열 요법은 전이하고 있는 진행성 암에 대해 전신의 온도를 41.5~42.0℃로 하고 2~10시간을 유지하며 1~2주 간격으로 2~5회 온도를 상승시킨다. 온도 상승 방법에는 온수욕이나 체외 순환에 의한 혈액 온도의 상승이 있다.

국소 온열 요법은 멜라노마(치명적인 피부암)나 뼈와 근육의 종양에 대해 행해진다. 초음파, 마이크로웨이브, 고주파 등의 전자기파를 이용해 암의 부위를 42~44℃로 40~60분간, 주 1~2회의 간격으로 합계 5~10회 온도를 상승시킨다. 온열 요법은 방사선 요법과 병행하는 경우가 많으며 피부암 등 표재성의 종양에는 70% 이상의 효과가 확인됐다.

이처럼 서양 의학이 치료에 고심하는 암도 열에는 약하다는 사실이 밝혀졌다. 뒤집어 말하면 '냉기'가 암의 큰 원인이 된다는 뜻이다. 하물며 다른 병에 있어서는 말할 필요도 없다.

'기'의 흐름이 좋아지면 건강해진다

피로, 정신 불안, 불면증, 슬픔, 분노와 같은 스트레스 또한 혈액을 오염하고 만병의 근원이 된다. 그러나 한방에서는 스트레스를 '기' 흐름의 정체라고 생각한다.

'기'란 '움직임은 있어도 형체가 없는 것'이다. '원기', '기력' 등과 같이 기가 붙은 말은 많다. 또 질병은 기의 병이고 '병이 반, 기력이 반'이라는 말이 있을 정도이다.

한방에서 기는 부모에게 물려받은 '선천성 기'와 자기 자신의 생활 활동으로 생긴 '후천성 기'로 구성된다.

'후천성 기'에는 호기로 코를 통해 체내로 들어온 '천기(天氣)'와 음식물이 소화 및 흡수되어 만들어내는 '지기(地氣)'가 있다. 또 '천기'와 '지기', '선천성 기'가 조화를 이룬 '원기(元氣)'가 있다.

이 원기는 모든 생명 활동의 근본 에너지라고 알려져 있다.

즉, 원기란

① 공기 중이나 식물에서 필요한 성분을 빼내 체내에서 이용하는 힘

② 둘째, 혈액, 수분, 산소 등 모든 영양소를 전신의 기관, 조직에 운반

하는 힘

③ 셋째 땀이나 대소변을 배설하는 힘

이라고 할 수 있다. 따라서 이 기의 흐름이 정체되면(스트레스 상태) '혈액의 흐름' 이나 '물의 흐름' 도 정체되고 만병의 근원이 된다.

한방에서 말하는 이 기는 서양 의학의 아버지라고 불리는 고대 그리스의 히포크라테스가 생명의 근원이라고 여긴 '프네우마(정기, 정신)' 와 많이 닮았다. 영어의 'Disease(질병)' 도 반대의 의미를 표현하는 접두사 'Dis' 와 '안정, 안락' 을 의미하는 'Ease' 로 구성된다. 원래의 의미는 '마음이 안정되어 있지 않다' 라는 뜻에서 비롯됐다.

'기울(氣鬱)'을 제거해 에너지를 높인다

질병, 즉 '기의 병'은 '기' 흐름의 정체이며 이는 곧 '기울(氣鬱)'이다. '기울'은 생명의 활동 에너지가 저하된 상태를 의미한다.

'기울' 상태의 시작은 대부분 '목의 위화감'으로 나타난다. 즉, 목에 무엇인가가 걸려 있는 느낌으로 삼키려고 해도 삼킬 수 없는 상태로서 계속해서 헛기침을 하고 싶어지는 증상이 있다. 한방에서는 이러한 증상을 '매핵기(매실의 씨가 목에 걸려 있는 느낌)'라고 한다.

서양 의학에도 '히스테리'라는 말이 있다. 히스테리, 노이로제(신경증), 울병 등은 목에 무엇인가 걸린 느낌 또는 헛기침이라는 증상으로 나타난다.

이 '목의 위화감'과 더불어 '기울' 증상의 시초로 머지않아 다음과 같은 증상이 나타난다.

- 우울
- 식욕이나 성욕 감퇴
- 불면증이나 조조 각성(아침 일찍 깨어 잠이 들이 못하는 현상)
- 의욕이나 자신감 상실
- 아침 컨디션 불순(기온과 체온이 모두 낮아지기 때문에)

이러한 '기울' 증상은 기의 흐름이 정체되어 생긴다. 따라서 기의 흐름을 좋게 하면 개선할 수 있다. 구체적인 실행은 다음과 같다.

· 하루에 최저 30분간 태양광을 쪼인다

집 밖에서 조깅 등의 운동을 하며 태양광을 쪼이면 기분을 고양시키는 호르몬 세로토닌의 분비가 촉진된다. 한방에서도 '기울'은 '음'의 질병'이라고 말하므로 '양'을 대표하는 태양광을 쪼이면 좋다.

· 체온을 높인다

'기울'은 오전 중 최악이며 오후에 개선된다. '기울' 증상이 체온의 상승과 반비례하기 때문이다. 따라서 목욕이나 사우나, 산책, 노래방 등으로 체온 상승을 꾀한다. 취미에 몰두해도 체온은 상승한다. 여행에 나서거나 크게 웃어 '기울'을 발산시키는 방법도 좋다.

· '적색'을 이용한다

적색을 보면 교감 신경의 활동이 좋아져 기력이 넘치게 된다. 스트레스를 안고 사는 샐러리맨이 귀가 도중에 붉은색 포장마차에 끌리는 이유이기도 하다. 또 색채학적 측면에서도 적색은 자기파라는 기를 방출해 혈행을 좋게 하고 기력을 높이며 식욕을 북돋운다. 따라서 붉은 내복이나 셔츠 등으로 몸을 감싸면 피부의 혈행이 좋아져 체온이 상승하고 기력이 증진된다.

· '차조기 잎' 과 '생강' 을 많이 섭취한다

한방에서는 '기울' 을 없애는 '반하후박탕' 이라는 처방이 있다. 그 주성분은 차조기(蘇葉 : 꿀풀과의 한해살이풀)의 잎과 생강이다. 차조기 잎과 생강에는 기를 열어주는 작용, 즉 기 흐름의 정체를 제거하는 작용이 있다. 따라서 차조기 잎을 튀기거나 된장국에 넣어서, 또는 샐러드로 만들어 충분히 섭취하면 좋다. 또한 생강홍차나 생강탕에 차조기 잎을 넣은 '차조기 잎을 가미한 생강탕' (생강 뿌리 3g과 차조기 잎 3g을 잘게 썰어 뜨거운 물을 붓고 흑설탕이나 벌꿀을 넣어 뜨거울 때 마신다)을 차 대신에 마시면 효과적이다. 생강의 섭취 방법에도 여러 가지가 있으나 이는 나중에 설명하기로 하겠다.

· 싫은 일을 일기로 쓴다

예를 들어 싫은 일도 일기에 자신의 생각을 적으면 '기울' 이 한꺼번에 해소된다.

· 감사의 마음을 갖는다

세계에서 최초로 '스트레스 학설' 을 정립한 캐나다의 노벨 의학상 수상자 젤리에 박사는 자기 자신의 암을 정신 요법 등의 자연 요법으로 치유했다. 그리고 '스트레스를 해소하려면 서양인에게는 드문 동양인 특유의 감사하는 마음가짐이 가장 중요하다' 라고 주장했다.

이러한 '기'와 '암 발생'의 관계는 최근 급속히 대두된 '정신종양면역학'의 한 분야로써 과학적으로 해명되기 시작했다. 고대 그리스의 명의 갈레노스(130~200년)는 '시종 우울한 여성은 낙천적인 여성보다 암에 걸릴 확률이 높다'고 말했다. 독일의 벨트루시 박사나 테모쇼크 박사도 '너무 착실하고 순종적이거나 협조적이기 때문에 감정을 밖으로 표현하지 않고 항상 마음속에 담아두는 사람은 마음의 통풍이 나쁘다'라며 암에 걸리기 쉽다고 지적했다. 영국의 암 심리 요법가인 글리어는 정신과 암의 관계를 연구했다. 조기 유방암 환자 62명을 대상으로 암 선고 판정을 받고 3개월 후 암을 어떻게 받아들였는가에 대해 조사했다. 그 결과 다음과 같은 네 가지 타입으로 구별됐다.

알아두기!

냉성 체질을 개선하고 질병의 뿌리부터 없애는 생강

옛날에는 귀족들의 감기약으로 귀하게 쓰였다. 생강은 우리들의 생활과 밀접한 관계가 있는 식품이다. 소화 촉진, 살균 등의 목적으로 많이 사용하는데, 김치를 비롯하여 돼지고기 요리, 생선과 간 요리 등 향과 맛을 내는 데 많이 사용하고 있다.

생강을 썰어 초에 담근 생강초는 모과와 마찬가지로 식욕을 증진시키고 위를 든든하게 하며 병원균 살균 효과가 있다. 그 밖에도 생강주, 생강차 등 생강의 용도는 매우 다양하다. 카레의 재료로도 없어서는 안 되며, 진저 에일, 진저 맥주, 진저 브랜디, 수정과 등의 재료로 쓰여 강장 작용을 한다.

A군 ⇒ 암을 이기고 말리라고 생각했다(투쟁심)

B군 ⇒ 암이라도 별일없으리라고 생각했다(적극적 도피)

C군 ⇒ 자신이 할 수 있는 일이 아니므로 전적으로 의사에게 모든 것을 맡기고 의지했다(병을 냉정하게 수용)

D군 ⇒ 암의 공포에 사로잡혔다(절망)

15년 후, A군과 B군은 45%나 생존했으나 C군과 D군의 생존율은 17%에 지나지 않았다. 즉, A B C D 순으로 생존율이 나빠졌다.

이와 동일한 사실이 영국의 킹스칼리지 병원에서 나타났다. 이 조사는 69명의 암 환자를 대상으로 수술 후 3개월이 흐른 뒤 그 기분을 비교했다. '꼭 암을 고치겠다' 라는 투쟁적인 그룹과 '자신은 이제 틀렸다' 라는 절망적인 그룹을 비교한 결과 5년 후 전자의 경우에는 90%가 생존한 데 비해 후자의 경우에는 20%밖에 생존하지 못했다.

이처럼 자신의 감정을 밖으로 표출하고 자신의 체내에서 자신이 만든 병이 암이다. 따라서 본인 스스로 낫고자 하는 강한 의지(투쟁심)를 가져야 NK세포의 암을 공격하는 힘이 강해진다. 이는 과학적으로도 증명됐다.

즉, 기가 확고하면 백혈구의 활동을 강화시켜 암조차 치료하는 원동력이 된다. 그리고 백혈구의 활동이 촉진되면 혈액 중 노폐물을 탐식해 혈액이 정화되며 암을 예방하는 혈액이 만들어진다.

암의 예방과 치료를 위한 당근과 사과주스 단식 요법

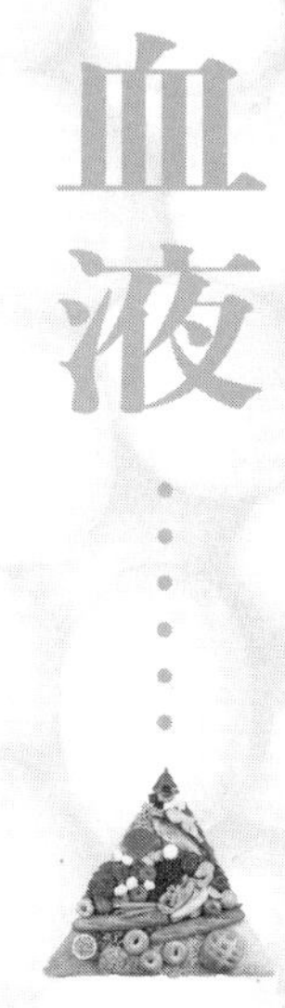

血液

유럽 자연치료법 연수를 다녀와서

앞장에서는 암의 원인이 되는 더러운 피를 정화하기 위한 식생활상의 주의 사항에 대해 알아보았다. 이번에는 보다 적극적으로 암을 예방하고 나아가 자연치료까지 가능하도록 돕는 음식에 대해 이야기하고자 한다.

음식을 이용한 구체적인 방법에는 당근과 사과주스의 섭취와 이를 통한 단식 치료법이 있다.

2001년 여름, 필자는 영국과 독일에 있는 자연치료 병원을 찾아가 봤다. 일본에서는 자연치료법이라고 하면 비과학적인 인상을 떠올리기 때문에 현대 의학의 의사들에게는 너무도 감이 멀게만 느껴진다. 하지만 유럽에서는 이미 오래전부터 '자연치료법(Natural Therapy)' 이라는 이름으로 탄탄한 뿌리를 내려왔다. 필자는 당근과 사과주스 단식법이라는 자연 요법을 실시하는 의사 중 한 사람으로서 유럽의 현 동향을 파악함과 동시에 개인적으로도 치료에 도움을 얻고자 이번 시찰에 나서게 됐다.

우선 근대 의학의 흐름을 주도해 온 독일의 뮌헨 시민병원의 자연치료과를 찾아가 그곳의 과장 벤노 오스텔마이어 박사를 만났다. 그의 말에 의하면 뮌헨 시민병원은 150년의 역사를 가지고 있으며 자연치료과는 이미 63년 전부터 설치되어 운영되고 있다고 한다.

박사는 여러 가지 병의 증상에 대해 이야기했다. 그리고 '이곳에서는 서양 의학으로 병을 진단해 바로 조치가 필요한 급성질환자를 제외한 나머지는 자연치료를 하고 있다' 라고 설명했다. 이러한 자연치료법의 근본 이념은 의학의 아버지라고 일컬어지는 고대 그리스의 히포크라테스에게서 그 기원을 더듬어볼 수 있다.

히포크라테스는 일찍이 거머리에 의한 흡혈(정혈) 치료를 행했다고 알려져 있다. 현재 독일에서도 이와 동일하게 연간 50만 마리의 거머리가 치료를 목적으로 사용된다.

거머리는 인체의 더러워진 혈액을 빨아낸다. 이 과정에서 거머리의 체액이 체내에 침투해 혈액 순환을 원활히 하고 염증을 억제한다.

흡혈 치료법의 이러한 효과는 유선염, 관절염, 정맥염(혈전성 정맥염) 등의 염증성 질환에 이용되며 두통이나 수술 후의 회복에도 활용된다.

이 밖에도 이곳에서는 다음과 같은 다양한 자연치료법을 시행하고 있다.

· **스페인파리(유럽)의 유충을 이용한 치료법** ⇒ 면역 증강, 통증 제거.

· **뜸 치료법** ⇒ 병이나 플라스틱 잔을 가열한 후 잔의 입구를 피부에 밀착시키면 안쪽의 공기가 냉각되면서 수축해 거의 진공에 가까운 상태가 된다. 이것이 피부에 자극을 가해 자연치유 능력을 활성화시킨다. 히포크라테스를 비롯해 동서고금을 막론하고 이 민간 치료법을 애용했다. 근육의 긴장감을 완화시키고 어혈을 제거한다.

· **흑겨자 요법(습포)** ⇒ 부종과 천식 치료에 이용한다.

· **수치 요법**(Hydropathy : 물을 의료 수단으로 쓰는 물리 요법) ⇒ 무릎에서 아래쪽을 8℃의 찬물에 담그면 혈관이 수축하고 그 후 이완됨으로써 혈행이 좋아져 내장의 모든 기관에 좋은 영향을 준다.

· **온수 요법** ⇒ 36℃에서 40℃로 서서히 상승하는 온수로 양손을 씻으면 심장의 혈관에 좋은 영향을 미쳐 협심증의 통증을 완화시킨다.

· **발열 요법** ⇒ 목욕으로 체온을 39~40℃로 상승시킨다. 또는 몸을 알루미늄 호일과 같은 것으로 감싼 후에 적외선으로 데워 체온을 40℃ 정도로 상승시킨다. 체온이 상승하면 신진 대사가 좋아지고 부신피질에서 코르티졸(호르몬)의 분비가 왕성해져서 면역력이 증가한다. 암, 알레르기, 류머티즘, 염증성질환, 천식의 치료에 사용한다. 그리고 이곳 뮌헨 시민병원의 자연 요법과에서는 50~60종류의 허브를 사용한다. 예를 들면 컴프리(호흡기 염증, 알레르기 치료), 기생목(암 보조 요법), 요하네스, 크라우드꽃(울병), 은행잎(뇌의 혈행 개선), 카모마일(위장병, 상처, 감염증) 등이다.

이러한 자연 요법은 근대에 들어서 독일의 하네만(Hahnemann, 1755~1843)이 제창한 동종(유사) 요법(Homeopathy)의 이론을 기초로 한다. 동종 요법이란 병원인자와 같은 성질을 갖는 물질을 체내로 투입해 자연치유력을 일으켜 치유하는 방법이다. 나중에 다룰 한방의 '상사(相似) 이론'과 매우 유사하다. 이때 환자 자신이 치유하겠다는 강한 의지가 중요하다.

이상이 뮌헨 시민병원의 자연 요법과에서 연수했을 때의 주요 내용이다.

영국 '암 센터'의 자연 요법

그 후 영국으로 가 런던에서 서쪽으로 약 150㎞ 떨어져 있는 항구 마을 브리스틀을 방문했다. 그곳 암 센터의 자연 요법을 견학하기 위해서였다.

그 병원의 헬렌 의학장과 데이비드 의사에게서 자세한 내용을 들을 수 있었다. 이 암 센터는 20년 전 암을 앓았던 30대 여성 두 명과 자선 단체에 의해 설립됐다. 치료식으로 고기, 계란, 우유, 버터 등의 동물성 식품을 배제하고 정백하지 않은 곡물과 콩나물 등의 야채 및 과일 등의 식물성 식품을 사용하고 있었다. 이 점들은 서구의 자연 요법 병원에서 공통적으로 실시하는 요법으로 이 밖에도 치료 이념으로 다음과 같은 점을 중시한다.

· 환자가 편안히 휴식을 취하도록 배려한다.

· 세상의 잡념에서 멀어진다.

· 환자가 정신과 육체의 관계를 이해하고 인간 존재 이상의 무엇인가 위대한 것이 있음을 깨닫게 한다.

· 인간은 음과 양의 균형을 바탕으로 구성되어 있다. 따라서 이것이 무너지지 않도록 나름대로 방법을 찾게 한다(유럽 각지에서 음, 양이라는 단어

를 들을 수 있다는 점이 놀라웠다).

구체적으로 말하면 분노나 스트레스, 불면증과 같은 정신 불안과 약물의 과잉 섭취 등은 면역력을 저하해 암세포를 증식시킨다. 반면 '애정, 희망, 명상, 긍정적 사고' 등은 면역력을 높여 암세포의 발생을 억제한다. 바로 이 점을 환자들에게 일깨워 매일 여러 번 '가장 기쁜 일을 생각하면서 심호흡 반복하기'를 치료의 요소로 삼는다.

이런 치료의 결과, 실제 암이 자연치유되거나 현대 의학 상식으로는 생각조차 할 수 없던 수명 연장을 실현한 환자들이 다수 존재했다고 한다. 이런 사실이 사립 병원을 지금까지 유지해 온 힘이 되어왔을 것이다.

세계 각처에서 암 환자가 모이는 병원

대부분의 자연 요법 병원은 유럽에 많지만 멕시코 국경의 마을, 디파나의 겔슨 병원 또한 암 치료를 위한 자연 요법으로 유명하다. 이곳에는 미국이나 유럽, 아시아 등 전 세계에서 환자가 모여들고 있다.

원장인 겔슨 여사는 금년(2003년) 81세가 된다. 매일같이 야채와 과일, 검은 빵만으로 식사하며 휴일도 없이 힘든 일을 하고 있지만 병 한 번 걸리지 않았다.

그녀의 부친인 겔슨 박사는 1930년대 아직 항생 물질이 없던 미국에서 당시만 해도 난치병이던 결핵을 당근주스 마시기를 중심으로 한 자연 요법을 통해 치료하는 큰 성과를 거두었다. 그러나 당국이나 의사회 등의 압력에 밀려 멕시코로 쫓겨나 자연 요법 병원을 세웠다. 이 병원은 침대가 25개밖에 없지만 겔슨 여사를 필두로 의사와 간호사 등 직원이 80여 명이나 근무하고 있어 24시간 간호 태세가 갖추어져 있다.

1일 3회 주어지는 환자의 식사는 야채와 과일이 주식이며 그 밖에 검은 빵으로 만든 마늘토스트가 가끔 나온다. 하루에 한 시간 간격으로 12시간에 걸쳐 1일 합계 당근주스 13잔을 마시는 것과 대장을 깨끗이 하기 위한 1일 수회의 관장이 주 치료법이다.

그 밖에 수치 요법, 마사지, 침구, 명상, 음악 요법 등의 자연 요법이 실시되고 있다. 겔슨 여사가 75세였을 때 필자는 이 병원에서 다음과 같은 여사의 강연을 들었다.

"암의 원인은 비타민, 미네랄, 효소 등 미량 영양소의 부족과 혈액 중의 독으로 요약할 수 있다. 독을 만드는 요인은 정백식, 육식, 정제염 등이다. 인간은 본래 육식을 하는 동물이 아니기 때문에 흰 빵, 스파게티, 백설탕 등의 정백된 식품은 체내의 미량 영양소를 빼앗아 그 결핍을 초래하고 혈액 중에 독을 만든다. 반면 야채와 과일 주스는 미량 영양소를 몸에 공급하고 혈액 속의 독을 제거해 정화하는 최고의 약이다."

여사는 고령에도 불구하고 젊고 생기가 넘쳐 있어 필자는 이때 깊은 감명을 받았다.

'당근과 사과주스'와의 만남

앞서 말한 바와 같이 필자의 자연 요법 연수 여행은 1979년 스위스의 빌하벤나 병원으로 연수를 가서부터 시작됐다. 취리히 호수를 멀리 감싸고 있는 짙은 녹색 언덕 중턱에 자리 잡은 이 병원은 1897년 빌하벤나 박사가 설립했다. 필자가 방문한 당시의 원장 리히티 브러쉬 박사는 빌하벤나 박사의 조카딸이었다.

이 병원에서는 세계 각국에서 몰려든 난치병 환자들을 식이 요법으로 치료했다. 병원을 설립한 이래로 식사에는 육류나 계란, 우유, 버터, 마요네즈 등이 단 한 번도 나온 적이 없었다.

이곳에서는 감자, 콩나물과 같은 야채와 과일, 견과류, 검은 빵, 절임이 주요 치료식이었다. 동물성 식품은 배아와 과일을 함께 믹서로 갈아 걸쭉하게 만든 요구르트뿐이다. 당시만 해도 아직 어리고 경험도 부족했던 필자가 가장 놀란 것은 당근과 사과 생 주스를 매일 아침 마시게 하는 것을 주 치료법으로 한다는 점이었다.

당근과 사과의 생 주스에는 인간의 몸에 필요한 비타민, 미네랄이 모두 포함되어 있다. 그리고 혈액 중 림프구의 기능을 활성화해 면역력을 높이는 작용도 한다. 또한 이와 더불어 이 병원의 식이 요법은 날 음식(Raw Food)의 섭취를 이념으로 하기 때문이었다.

이는 도쿄 대학 의학부의 명예 교수였던 고 후타키켄조(二木謙三) 박사의 '생명이 없는 음식물은 생명의 양식이 될 수 없다' 라는 말을 연상시킨다. 박사는 현미, 야채, 약간의 생선을 곁들인 식사 습관으로 94세까지 수명을 누렸다.

빌하벤나 병원에서 야채나 과일만의 식이 요법으로 난치병이 나을 수 있다는 사실을 직접적으로 접한 필자는 깊은 감명과 동시에 적지 않은 충격을 받았다.

필자는 일본으로 돌아와 빌하벤나 병원에서의 체험을 주위에 이야기했지만 누구도 믿어주지 않았다. 지금에야 '암 치유의 대체 요법' 이라는 말도 겨우 이해를 받을 수 있게 됐다. 하지만 당시는 믿을 수 없다며 모두들 기피했었다.

현재는 서양 의학으로만 일관했던 서구의 각 국가에서도 서양 의학의 한계를 깨닫고 있다. 진단학적 측면에서는 아직 변화의 속도가 느릴 수도 있으나 치료법에 있어서는 확실하게 자연 요법 쪽으로 변화하고 있음이 확실하다.

현대 의학의 전당이라고도 말할 수 있는 미국 하버드 대학 의학부는 2001년 '대체의료프로그램' , 즉 현대 의학을 대신하는 치료 계획을 시작했다. 침구, 마사지, 한방약, 약초 등을 통해 동양 의학적 치료법에 착수하기로 결정했다. 시대의 대세에 더 이상 저항할 수 없었을 것이다.

'단식' 은 궁극적인 자연 요법

세계 각처에서 시도되는 여러 형태의 자연 요법 중 단식은 가장 궁극적인 자연 요법일지 모른다.

단식이라면 종교나 수행의 이미지를 떠올리곤 한다. 모세나 예수, 석가, 피타고라스, 헤로도토스 등의 고대 종교가나 학자는 모두 단식을 경험하고 난 후 깨달음을 얻거나 진리를 발견했기 때문이다. 그러나 최근에는 젊은 여성들 사이에서도 관심을 가지고 있다.

현대는 포식의 시대이다. 그 당연한 결과로 고지혈증이나 고혈당(당뇨병), 고뇨산혈증, 비만 등 명백한 과식에 의한 질병으로 고통을 받는 사람이 많다. 따라서 단식이라는 자연 요법이 일으킨 붐은 당연할지도 모르겠다.

여러 번 말했듯, 야생 동물은 아무것도 먹지 않고 가만히 있음으로 해서 질병이나 상처를 자연적으로 치유한다.

치료 목적의 단식 요법은 11세기의 이슬람의 철학자이며 의학자인 이븐 시너가 시행했다는 기록이 남아 있다. 18세기에는 '운동은 약보다 좋은 만병통치약이다' 라고 제창한 독일의 F 호프만이 단식 요법을 응용했다. 19세기에 들어서는 베르나르, 하이그, 메일라, 쉘튼 등의 의학자가 단식 요법을 실천해 큰 효과를 거두었다.

일본에서는 다이쇼 시대(大正時代, 1912~26년)에 소설가 무라이 겐사이(村井弦齋)가 병약함을 해소하기 위해 30일 간의 단식을 행했으며 이를 세상에 전파했다. 그 후 오사카 의대의 외과 부장이던 오오하시 헤지로(大橋兵次郎) 박사 등이 쇼와 시대(昭和時代, 1926~89년) 초기부터 단식을 연구해 단식 기간 동안에는 백혈구의 기능이 촉진됨을 처음으로 확인했다. 이것은 과학적인 단식 요법 발전의 계기가 됐다.

이후 일본의 각지에서 단식 도장이 생겼고 그 나름대로 효과를 올렸다. 그러나 최근까지도 단식에는 수행과 고통의 이미지가 함께 따라왔다.

필자 자신은 구(舊) 소련 시대 모스크바의 니콜라이에프 박사가 있는 단식 요법 병원에 3회 정도 연수를 갔을 때 단식에 흥미를 갖게 됐다.

니콜라이에프 박사는 1932년 모스크바 제1의과대학을 졸업하고 정신과 전문의가 됐다. 박사는 정신 장애 환자의 증상이 악화될 때 완강히 식사를 거부하는 모습에 주목하고 이를 '자연치유 반응' 이라고 생각했다. 그리고 환자의 요구대로 처음에는 물만 주고 증상과 식욕이 회복함과 더불어 과일 주스나 요구르트, 감자류, 검은 빵의 순서로 음식을 주었다. 그러자 무리하게 음식을 투여했던 환자보다 병의 증상도 가볍고 치유 경과 또한 빠르다는 사실을 발견할 수 있었다.

박사는 그 후 여러 정신 장애 환자에게 물만을 주는 단식 요법을 시행해 환자가 합병증으로 앓고 있던 감염이나 당뇨병, 고혈압 등의 신체 질환이 호전되거나 치유되는 결과를 확인했다. 박사는 모든 질병에 '물 단식 요법' 을 사용해 큰 성공을 거두었다.

필자도 연수 기간 동안 서양 의학으로는 치료가 힘들던 고관절탈구, 척수 손상 후의 전신 마비, 중증 간염, 심장 판막증, 암 등이 '물 단식 요법' 으로 치유되는 것을 직접 목격하고 깊은 감명을 받았다.

전 세계의 의학자가 제창하는 단식의 효능

영국의 칼링톤 의학 박사는 단식의 생리학적 의미에 대해 다음과 같이 말한다.

"병의 원인은 단 하나, 과식이다. 이것이 밖으로 나타나는 것이 질병이다. 즉, 실제 몸에서 요구하는 양보다 더 많이 먹으면 그것이 만병의 원인이 된다. 이 근본 원인을 제거하지 않는 이상 질병은 진정으로 치료됐다고 말할 수 없다. 여분으로 먹은 음식은 체내에 축적되어 혈관을 막고 혈액 순환을 나쁘게 한다. 단식은 축적된 식독(노폐물)을 배설하는 것이다."

노벨 생리 · 의학상을 수상한 프랑스의 알렉시스 카렐도 '단식이야말로 우리 인간의 기관과 체액을 세정해 조직과 정신에 현저한 변화를 준다' 라고 말했다.

이처럼 세계적인 의학자의 저서나 연구 논문에서 단식의 효능을 정리해 보면 다음과 같다.

· 몸의 모든 장기의 휴식(회춘)

음식물을 소화하기 위해 위장을 움직이려면 심장이 많은 혈액을 위장의 벽에 보내지 않으면 안 된다. 즉, 신장에 부담을 준다. 또 소화를 위해서는 산소도 대량으로 필요하기 때문에 폐에도 부담을 준다. 소화하면서 생기는 노폐물을 해독하기 위해 간장이나 신장에도 부담을 준다.

이처럼 음식물의 섭취는 전신의 장기에 부담을 주고 과식을 하면 졸리거나 피로가 한꺼번에 몰려온다. 모든 장기가 과부하 상태가 되기 때문이다. 따라서 단식을 하면 위장은 물론 모든 장기가 휴식을 취할 수 있으므로 몸의 회춘으로 연결된다.

양계장의 닭은 생후 8개월부터 산란을 시작해 그 후 1년 반이 지나면 더 이상 산란할 수 없게 된다. 때문에 예전에는 도축을 했다. 그러나 수십 년 전 닭에게 7~14일간 '물 단식' 을 시행한 결과 털갈이를 하고(강제 환우라고 함)나서 1년 반이나 더 산란할 수 있게 됐다. 즉, 닭을 성공적으로 회춘시켰다. 또 미국의 차일드 박사는 지렁이에게 단식을 시켜 30세대의 기간 동안이나 장수시키는 데 성공했다.

· 발열을 촉진한다

단식 중에는 체내의 노폐물이 부드럽게 연소되기 때문에 발열을 촉진하고 체온을 상승시킨다. 그 결과, 백혈구의 기능이 개선되어 자연치유력이 증강된다.

앞서 말했듯, '식욕 부진(단식)' 과 '발열' 보다 더 좋은 치료법은 없다. 야생의 동물이 수명을 전부 누릴 수 있는 것도 병이나 상처를 입으면 이

두 가지 치유 반응이 제대로 발휘되기 때문이다.

· **노폐물을 배설한다**

인간의 몸은 동시에 '흡수' 와 배설' 을 행할 수 없다. 즉, 흡수는 배설을 방해한다는 것이 생리적인 논리이다. 과식하면 몸의 에너지가 소화 및 흡수에 치우쳐 배설이 충분히 이루어지지 않으며 비만이 나타난다. 단식은 흡수를 중지시키며 배설을 촉진한다. 단식 중에는 구취, 설태, 변비, 짙은 소변, 발진, 냉 등의 현상이 나타나는데 이는 배설이 촉진된다는 증거이다. 배설이 촉진되면 혈액이 정화되어 만병의 원인이 제거된다.

· **자기분해를 일으킨다**

단식 중 '물 단식' 의 경우에는 물 이외의 음식물은 섭취하지 않는다. '당근과 사과주스 단식' 의 경우에는 수분과 당, 비타민, 미네랄을 받아들이지만 단백질이나 지방은 거의 없다.

단백질이나 지방이 존재하지 않으면 인체의 세포 60조 개는 살 수 없다. 단백질이나 지방의 공급이 끊긴 세포는 태어났을 땐 존재하지 않던 암세포의 단백질, 지방간이나 동맥 경화를 일으키는 지방, 간염이나 관절염 등의 염증을 일으키는 질병 세포인 단백질, 당뇨병의 원인이 되는 남은 당분 등을 이용해 살아가려고 한다. 즉, 질병의 원인이 되는 단백질, 지방 등이 건강한 세포의 영양으로 잡아먹힌다. 이것을 자기분해

(Autolysis)라고 한다. 단식으로 자기분해가 일어나면 암, 지방간, 동맥 경화, 염증이 치유된다.

· 백혈구의 기능이 강화된다

앞서 말했듯, 이미 쇼와 시대 초, 오오하시 헤지로 박사가 단식 중 백혈구의 기능 촉진을 실험을 통해 확인했다. 박사는 '단식을 시작하고 7일이나 10일 후에 백혈구가 증가한다' 라고 발표했다.

필자는 경험을 통해 단식 중에는 체내의 노폐물이 감소하기 때문에 호중구가 줄고 림프구가 증가해 백혈구 전체가 약간 감소한다는 것을 이미 알고 있었다. 림프구가 증가하면 면역력은 증강된다. 또 단식 중에는 교감 신경의 긴장이 풀려 몸 상태가 매우 평온해진다. 그러면 생명 기원의 세포인 대식세포가 증가한다.

단식이라는 생명의 본능을 불러일으키는 행위를 통해 대식세포는 인체의 모든 세포(호중구, 림프구, 호산구, 호염기구 등의 백혈구를 비롯해 적혈구나 혈소판 등 그 밖의 혈구 세포뿐만 아니라 뇌, 심장, 폐, 뼈, 신장 등의 모든 세포), 말하자면 자기 자신의 자손 세포에 대해 질병을 치료하도록 명령을 내리고 있는 듯한 인상을 받는다. 그래서 현미경으로 대식세포를 보면 의연하게 체내의 세포를 지켜보는 듯한 인상이 든다. 백혈구에 대해서는 다음 장에서 자세히 설명한다.

아침만이라도 생 주스 단식을

이상과 같이 물만 섭취하는 일반적인 '물 단식 요법' 의 효능에 대해 살펴보았다. 그러나 물 단식 요법은 효과가 놀라운 반면, 단식 도중이나 단식 후에 음식물을 섭취할 때 매우 드물지만 장폐색증이나 부정맥, 궤양, 간질 등이 일어날 위험성이 있다. 때문에 물 단식 요법의 전문가 중에는 과즙 단식, 맑은 장국 단식, 벌꿀 단식, 한천 단식 등 약간의 칼로리를 보충하는 단식 요법으로 전환하는 사람도 늘고 있다.

필자가 이즈의 요양원에서 17년 전부터 하고 있는 단식 요법은 당근과 사과주스 단식 요법이다. 1회 3잔을 아침, 점심, 저녁 세 번에 걸쳐 하루 9잔을 환자에게 마시게 한다. 그 밖에 생강탕이나 된장국의 국만을 섭취하게 한다. 때문에 1일 1,000킬로칼로리 이상을 섭취하지만 물 단식 요법과 거의 동일한 효과가 있다.

당근과 사과에 포함된 비타민이나 미네랄, 파이토케미컬의 약리 효과를 생각하면 오히려 그 이상의 효과가 있는 것 같다. 17년 동안 이 단식 요법을 전 수상을 비롯해 현직 각료와 국회의원, 회사의 사장에서 학생까지 각계각층의 사람들에게 시행했다. 그중에는 의사도 포함되어 있다.

이 단식 요법은 '치료 단식' 이라기보다 어디까지나 질병을 미연에 방지하고 병에 걸리기 시작한 사람을 건강하게 하는 것을 주목적으로 한다.

단식 요법은 1회 경험하면 집에서 못할 것도 없지만 앞서도 말했듯이 저혈당발작이나 부정맥 등의 불의의 사고가 일어날 우려가 있으므로 역시 지도자가 있는 시설에서 하는 편이 바람직하다.

여러 가지 사정으로 혼자 단식을 할 경우에는 아침에만 당근과 사과주스 단식을 하는 것도 좋다. 전날 저녁 식사를 오후 6시에 먹고 다음날 아침 식사를 당근과 사과 생 주스만으로 섭취해 점심을 오후 12시에 먹으면 18시간 동안 당근과 사과주스 단식을 하는 것이 된다. 이것만으로도 단식의 효과를 다소나마 볼 수 있다. 또 평소 과식에 의한 혈액의 오염을 막을 수 있다.

필자도 월 1~2회 출연하는 한 TV프로그램에서 2002년 9월 다음과 같은 내용을 알렸다.

"대장에서 간장으로 전이된 암을 현대 의학으로 치료하지 않고 매일 당근주스를 다량으로 마셔 암을 자연적으로 치유시켰다."

의사가 출연해 자신의 체험을 생생히 이야기하자 시청률이 매우 높았던 것 같다. 이 방송을 본 사람들은 상당히 놀랐으리라고 짐작한다. 그러나 필자의 주변 사람들 중에는 매일 아침 당근주스를 마시거나 혹은 당근주스 단식을 시행해 암을 고친 사람이 적지 않다.

현재 미국에 살고 있는 70세의 남성은 약 20년 전에 받은 수혈 때문인지 원발성 간장암(아마도 C형 간염이 원인)에 걸려 버지니아 주의 페어팩스 병원에서 수술을 받게 됐다. 막상 개복 수술을 받게 됐으나 암 위에 또 다른 암이 생기고 주위의 장기와도 유착되어 있어 수술 불가능이라는 의사의 판단이 내려졌다. 그 후 유명한 존스 홉킨스(Johns Hopkins) 대학 의학부의 전문의를 소개받았다고 한다.

전문의에게 진찰을 받기까지 수 주일 동안 그는 필자의 저서 『암은 혈액으로 치료한다』를 읽었다. 그리고 수주일 동안 아침 식사로 당근주스(당근 2개, 사과 1개로 만든다) 3잔씩을 마셨다. 그러자 개복 수술 상흔에서 새살이 돋는 상태와 치료 속도가 빨라져 간호사가 '뭔가 특별한 것을 하고 있나요?' 라고 물었다고 한다.

그리고 막상 전문의의 진찰을 받은 결과, 종양 마커(아마도 AFP = α—Feto Protein)가 현저히 내려가 있어 수술하지 않아도 좋다면서 '진찰을 기다리는 동안 도대체 무엇을 했는가?' 라고 물었을 정도였다.

당근과 사과주스를 매일 아침 다량으로 복용하고 식사도 현미와 채식으로 바꿨으며 육류, 계란, 우유, 버터 등의 식사를 지양했다고 이야기했다. 그러자 전문의도 열심히 귀를 기울여 들었다고 한다. 미국의 초일류 대학 병원에서 생긴 일이므로 오진은 아니라고 본다.

그리고 필자의 고등학교 시절 동창 중 미국에서 활약하는 K가 통증을 수반하지 않는 혈뇨가 있어 대학 병원에 가서 진찰을 받았다. 결과는 예상대로 방광암이었다. 수술까지 3주 동안 그는 집에서 매일 아침, 점심,

저녁에 당근과 사과주스를 2잔씩 복용하고 현미식으로 1일 2회 식사했다. 또 부식으로는 매실장아찌, 볶은 톳,(갈조 식물 모자반과의 바닷말), 미역 된장국, 근채(주로 뿌리를 먹는 채소) 조림 등을 먹으며 철저히 소식했다. 한 입에 15회 정도 씹어서 삼켰으며, 1일 1만 보를 걷거나 반신욕을 했다. 그런 다음 막상 수술을 하기 위해 대학 병원에 갔더니 암이 사라지고 있음을 알게 됐다. 대학 병원의 의사들도 깜짝 놀랐다며 전화를 걸어왔다.

본인으로서는 수술 전 몸 상태를 좋게 해 면역력을 향상시키면서 수술 회복이 빠르고 암의 전이를 예방하기 위해 행했던 식사와 운동 요법이었다고 말하며 애써 웃음을 참았다. 그 기쁨은 전화를 통해서도 느낄 수 있었다.

미국의 대학 병원에서 생체 검사(Biopsy)를 비롯한 모든 검사를 통해 나온 확진이므로 이 또한 오진일 리 없다.

또 혈변이 나와 도립의 모 병원을 방문해 대장경 및 기타 원인에 의해 대장암이라는 진단을 받은 M(50세, 여성)이 있었다. 그녀는 수술해서 인공 항문을 이식하는 것 외에는 방법이 없다는 이야기를 의사에게서 들었다. 하지만 수술을 거부하고 매일 아침 양배추와 알로에가 들어 있는 당근과 사과주스를 마시고 점심과 저녁은 밤, 수수, 팥을 넣은 현미식을 주식으로 해서 야채, 해조류, 콩, 어패류 등을 조금씩 함께 섭취했다. 매일 최소 1시간의 산책과 원적외선 사우나에서 발한, 복부의 뜸 및 일주간씩 당근 주스 단식을 실행했다. 그 결과 10년이 지난 지금까지도 원기 왕성하고 건강하게 지내고 있다.

N(60세 여성)은 16년 전 난소암 수술을 대학 병원에서 받고 그 후 3개월 동안 항암제에 의한 치료로 탈모, 구토, 가슴의 통증, 폐렴, 패혈증 등에 시달린 사람이었다. 앞서 말한 증상의 감염이 반복되고 지옥 같은 고통이 계속되자 그녀의 남편은 어차피 낫지 않는다면 여생을 집에서 보내게 하고 싶다며 주치의와 담판을 짓고 집으로 데려왔다. 좋아하는 꽃 가꾸기라도 시키면서 후회없는 최후를 맞게 해줄 생각이었다고 한다.

집에 돌아오자 가장 먼저 실행한 일은 당근과 사과주스에 의한 일주간의 단식이었다. 남편은 원래 자연치료에 흥미가 있었으며 아버지가 내과 의사이셨고 동생 또한 외과 의사였으므로 두 명의 의사에게 부인의 몸 상태를 진찰받으면서 단식했다.

두 명의 의사도 처음에는 불안한 눈으로 지켜봤으나 서양 의학으로는 여생이 얼마 남지 않았음을 알고 있었기 때문에 진찰만 해주었다.

그러나 단식의 일수가 계속됨에 따라 항암제로 검게 됐던 안색이 점차 깨끗해지고 홍조를 띠게 되자 두 의사는 단식의 효과를 평가해 주었다. 그 후 매일 아침은 당근과 사과주스로, 점심과 저녁은 신선한 과일, 야채, 작은 생선류를 중심으로 하고 현미식을 주식으로 식사 습관을 바꿨다.

고기, 계란, 우유는 극히 자제하고 2~3개월에 한 번은 당근과 인삼주스 단식을 계속한 결과, 무려 16년이 흐른 지금까지 왕성한 건강으로 삶을 이어 나가고 있다.

그 밖에 수술 불능으로 항암제에 의한 화학 요법조차 불가능했던 폐암 환자(60세, 남성)의 이야기도 있다. '위안 삼아' (주치의의 말) 방사 요법을 받으면서 연 2~3회 10일간씩 당근과 사과주스 단식을 했다고 한다. 일상생활에서는 아침으로 당근과 사과주스를 마셨고 점심과 저녁에는 현미와 야채, 어패류를 계속 섭취했다. 그 결과 3년 후 폐암이 사라졌다는 진단을 받았다.

이처럼 주의해서 식사와 몸을 움직이고 목욕이나 사우나로 몸을 따뜻하게 하면서 병을 고치겠다는 확고한 의지로 치료를 하면 '암을 예방하는 혈액' 이 만들어진다. 그렇게 됨으로써 서양 의학에서는 난적 중의 난적인 암의 자연치유를 이뤄낼 수 있다.

자기 면역력 질환이 완쾌되기까지의 기록

암 증상은 아니지만 당근과 사과주스를 자주 마신 결과, 난치병을 극복한 분이 보내온 편지가 필자의 손에 있어 소개하고자 한다.

"나의 질병은 난치병의 한 가지라고 일컬어지는 자기면역질환인 '궤양성 대장염' 이다. 12~3년 전부터 점혈변이 있기 시작해 5년 전에 궤양성 대장염이라는 진단을 받았다. 그 후 스테로이드 호르몬제, 사라조피린, 면역 억제제 등의 투약을 계속해 왔으나 양이 점점 증가하기만 하고 병세는 더욱 악화되어 피가 섞인 변이 1일 6~7회나 나왔다. 이러한 시기에 선생의 『과일과 야채 주스 요법』의 책을 접하게 됐고 직접 시험해 보기로 했다. 1개월 전 아침 식사로 당근과 사과주스 500cc만을 마시자 현저한 효과가 나타났다. 점혈변이 없어지면서 부드럽고 자연스러운 형상의 쾌변이 계속됐다. 그리고 땀을 흘리기 위해 운동을 시작했고 식생활에서 육류나 계란, 우유 등은 되도록 자제했다. 식사도 현미식으로 바꿨다. 최근 내시경 검사에서는 '완쾌에 가깝다' 라는 진단을 받았고 약도 크게 줄일 수 있게 됐다. 선생 덕분에 목숨을 구해 감사하고 있다."

60세의 회사 임원직을 맞고 있는 분에게서 받은 이 편지에는 상세한 경과가 함께 실려 있어 참고 삼아 소개한다.

3월 5일 ⇒ 당근과 사과주스 500cc만으로 아침 식사 개시

3월 18일 ⇒ 설사가 심해져 불안(체질 개선 반응일까? 필자의 견해)

3월 25일 ⇒ 설사 증상이 약해짐

3월 30일 ⇒ 혈변이 없어짐

4월 6일 ⇒ 혈변은 없어졌고 점액이 약간 있음

4월 17일 ⇒ 대장의 내시경 검사를 받음. 작년 3월 받았을 때 보였던 대장점막의 짓무름과 궤양이 없어지고 치유됨

암세포를 먹는 백혈구를 늘리기 위해서는

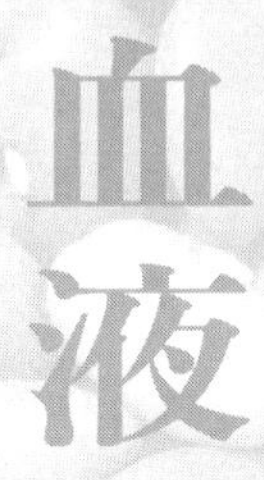

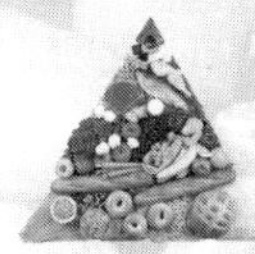

혈액의 신비

우리는 평소 일상생활에서 '혈색이 좋다' 거나 '안색이 나쁘다' 라는 말을 하며 상대방의 건강 상태에 관심을 갖는다. 안면의 표피를 흐르는 혈액의 상태(양이나 질)를 통해 일반인들도 어느 정도 건강 상태를 파악할 수 있기 때문이다.

요즘 들어 비로소 혈액의 성분에 대한 규명이 진행되고 있다. 그러나 혈액에 대해 아무것도 몰랐던 옛날에도 '혈색', '혈상', '혈액 순환' 등 혈액의 상태로 육체적인 건강 상태를 표현하는 말이 많이 사용됐다. 뿐만 아니라 '혈기', '다혈질이다', '피가 끓는다' 등과 같이 정신적인 상태를 표현하는 말도 적지 않았다.

게다가 '혈근', '혈연', '혈통', '피를 나눈 형제' 등 피를 연결 고리로 유전의 본질을 표현하는 말도 여러 가지가 있다.

피는 물보다 진하다고 하지만 이는 원래 'Blood is thicker than water' 라는 서양 속담이다. 그리고 잘 알려진 대로 A형, B형, AB형, O형 등과 같은 혈액형으로 인간의 성격이나 사고방식, 궁합 등을 분석하는 과학도 발달하고 있다.

아무래도 혈액은 'Something is great(어딘지 위대한 것)', 'Something is mysterious(어딘지 신비한 것)' 를 추구하며 육체를 항상 돌아다니고 있는 것 같다.

혈액의 신비라면 혈액과 태아를 보호하는 양수가 해수의 침투압(나트륨, 칼륨, 마그네슘 등의 전해질의 밸런스)과 많이 닮아 있는 점도 매우 신비한 일이다. 이는 지구에 처음 생명이 탄생한 장소가 바다였다는 사실과 관계가 있다.

약 46억 년 전에 생성됐다고 일컬어지는 지구는 처음엔 증기나 수소 가스, 탄산 가스, 메탄 가스, 암모니아 가스 등으로 덮여 있었으나 태양 광선이나 번개의 전기 에너지로 물과 탄산 가스가 반응해 포도당이 생겼다. 그리고 약 30억 년 전에 해수 중에 최초의 생명이 나타났다. 이 최초의 생명은 물론 단세포 동물이었다. 아메바나 짚신벌레와 같은 한 개의 세포로 생명을 영위했다. 그들은 해수에서 영양분을 흡수하고 그것을 이용해 생긴 노폐물을 바닷물에 버렸다.

이렇게 20억 년이 경과하고 몇몇 단세포 동물이 모여 약 6억 5천 년 전에 다세포 동물로 진화했다. 다세포 동물이 되자 각각의 세포가 담당하는 기능이 달라졌다. 소화 기관, 순환 기관, 배설 기관, 감각 기관의 세포 등과 같이 분화됐다.

한편, 해수 중에는 남조류가 번창해 활발하게 광합성을 했다. 그리고 다량의 산소를 만들어냈기 때문에 대기 중에도 산소나 오존이 충만해졌다. 그 결과, 자외선의 조사(照射)가 약해지고 육상에서 생물이 살 수 있는 상태가 됐다. 그래서 약 4억 년 전 일부 생물은 바다에서 육지로 올라

왔다. 그때까지 해수에서 영양분을 얻어왔던 생물은 육지에 살면서 체내에 해수와 같은 물질을 만들 필요가 있었다. 그렇지 않으면 금세 말라 버리기 때문이다.

그것이 바로 혈액이다.

우리 인간을 비롯한 동물은 지금도 혈액이라는 해수 속에서 살아가고 있다. 태아는 문자 그대로 양수라는 해수 속에서 길러진다. 이처럼 혈액과 양수는 해수의 침투압과 매우 유사하다.

백혈구야말로 생명의 기원?

한 사람의 인간은 60조 개의 세포로 구성되어 있다. 그 60조 개의 세포 하나하나가 어느 것 할 것 없이 모두 한 인간의 유전 정보를 갖고 있다.

우리의 피부나 심장, 뇌, 간장, 혈액의 세포와 같이 완전히 다른 역할을 하는 세포핵에는 그 사람의 모든 유전 정보가 압축되어 있다. 즉, 각각의 피부세포 속에 뇌나 눈, 뼈, 간장 등 한 개체를 만들어낼 수 있는 모든 유전 정보가 존재한다.

간세포 한 개도 마찬가지이다. 피부의 세포 한 개가 있으면 이론상으로는 같은 인간을 복제할 수 있다. 이것이 클론 인간이다. 한 사람의 인간은 60조 개의 세포로 구성되어 있기 때문에 60조 명의 인간을 완전히 똑같이 복제할 수 있다. 단, 전 유전 정보를 가지고 있다 해도 위라면 위, 근육이라면 근육의 세포에 분화시키는 유전자만이 활동하며 다른 유전자는 움직이지 않도록 억제를 한다. 따라서 위 속에서는 위세포로, 근육 속에서는 근육세포만 성장하도록 되어 있다.

이렇게 생각하면 우리 몸이 한 개의 세포(단세포)로 분화되어 구성됐음을 잘 이해할 수 있다.

우리 몸속에서 혈액이라는 바다 속을 떠다니며 살아가는 세포는 백혈구라는 이름의 단세포 동물이다. 적혈구가 없는 동물은 많이 존재하나 백혈구가 없는 동물은 없다. 이렇게 볼 때 백혈구야말로 우리 생명의 근본세포라고 할 수 있다.

백혈구는 이미 말했듯이 병원균의 탐식과 살균 및 암세포를 퇴치하는 등의 면역을 담당하는 세포로 주목받고 있다. 뿐만 아니라 알레르기나 동맥 경화, 혈전증 등을 예방하거나 치료하며 당뇨병을 개선하는 등 인체의 모든 병의 치유를 촉진하는 데 없어서는 안 된다고 최근 밝혀지고 있다.

인체의 모든 세포의 뿌리가 백혈구라는 점을 생각해 보면 피와 살을 분리한 인체 내의 모든 세포(조직)에서 발생하는 질병에 대해 백혈구가 책임감있게 대처하는 것은 당연하다.

백혈구는 오염된 혈액의 '청소부'

지금까지 알아본 바와 같이 서양 의학에서 말하는 질병은 동양 의학의 측면에서는 몸의 자연치유력에 의한 어혈의 정화 반응이다. 피부병이나 염증도 혈액 내의 잉여물이나 노폐물을 연소하고 혈액을 깨끗하게 하려는 반응이다.

동맥 경화나 혈전, 결석, 그리고 암조차도 혈액만은 깨끗한 상태를 유지하려는 반응의 표현이다. 즉, 혈액을 깨끗한 상태로 유지하기 위해 오염을 한곳으로 집중시키려는 인체의 자연치유력의 일부분이다.

그러한 '어혈의 정화 반응' 중 특히 혈액의 오염을 탐식하고 살균하는 '청소부'와 같은 존재, 백혈구가 중요하다. 백혈구라고 한 단어로 말하지만 112페이지의 그림과 같이 크게 구분하면 5개의 세포가 있다.

(1) 호중구

(2) 림프구

(3) 단구(대식세포)

(4) 호산구

(5) 호염기구

순서대로 설명해 보자.

위에서 말한 5개 중 먼저 (1)호중구는 백혈구 전체의 약 40~70%를 차지한다. 주로 세균을 탐식하고 살균하는 세포로 일반인이 생각하는 백혈구이다. 체내에 세균이 침투하면 호중구 세포 내의 과립에서 효소가 분비되어 활성 산소(과식, 운동 부족 및 과잉, 피로, 스트레스, 수면 부족, 흡연, 알코올이나 화학 약품의 섭취 과잉 등에 의해 체내에 발생하는 산화력이 강한 산소)가 대량으로 방출되어 세균을 약화시키고 탐식한다. 이 활성 산소는 옥시다아제라고 부르며 소독액인 옥시풀과 같다. 또 호중구는 세균 외에도 혈액과 몸 안의 노폐물도 탐식해 처리한다.

다음은 (2)림프구이다. 백혈구의 20~55%를 차지하는 림프구에는 그림과 같이 세 종류가 있다. T림프구(T세포), B림프구(B세포), NK세포이다. 이 중 T림프구는 보조T세포, 살해T세포, 억제T세포라는 3종으로 다시 나누어진다. 각각에 대해 하나씩 설명하기로 한다.

보조T세포란 'Helper T Cell' 이라는 이름처럼 살해T세포의 성장을 돕는 것 외에 B림프구의 면역글로불린, 즉 항체의 생산도 돕는다. 즉, 보조T세포는 면역 시스템의 사령탑과 같은 존재로 흉선(가슴샘)이라는 기관에서 소아기 때 생성된다. 자기(自己)와 비자기(非自己)를 식별하는 능력을 영재 교육으로 받고 합격률 100대 1의 난관을 돌파한 엘리트 세포이다.

다음으로 살해T세포는 보조T세포의 명령을 받아 병원체에 감염된 세포를 직접 파괴해 질병의 치유를 촉진한다. 살해T세포가 이러한 역할을

백혈구의 구조

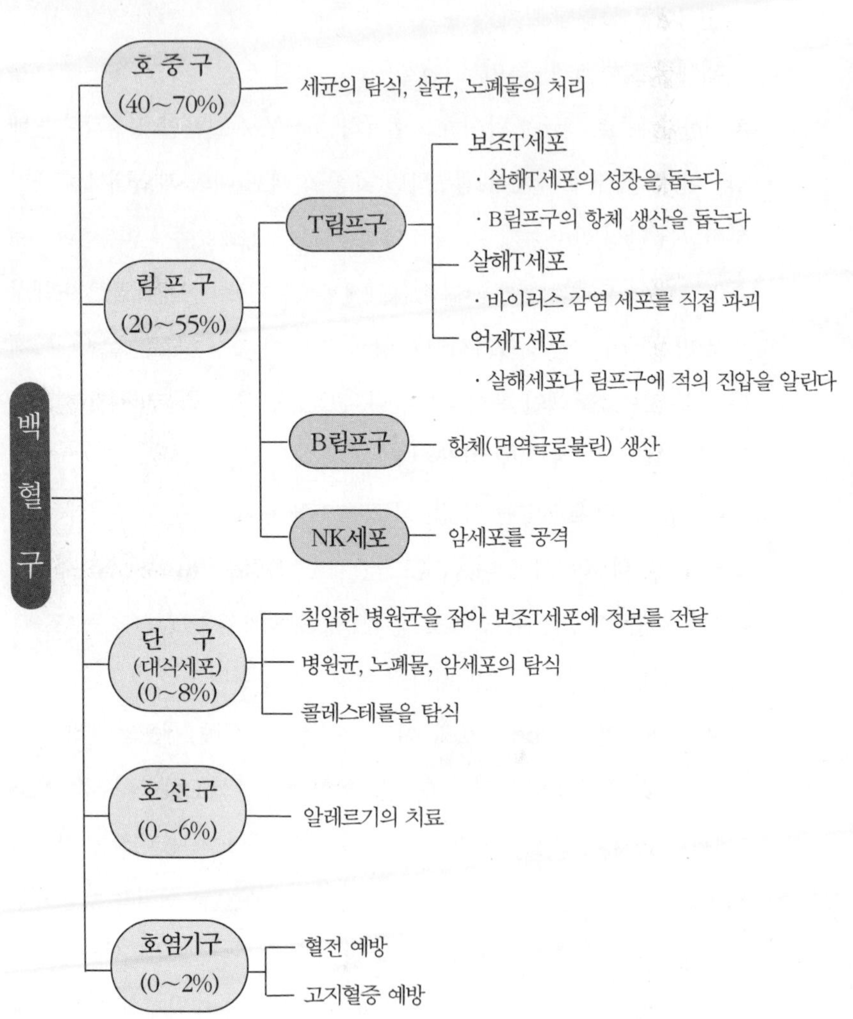

백혈구
호중구 (40~70%)
세균의 탐식, 살균, 노폐물의 처리
림프구 (20~55%)
T림프구
보조T세포
· 살해T세포의 성장을 돕는다
· B림프구의 항체 생산을 돕는다
살해T세포
· 바이러스 감염 세포를 직접 파괴
억제T세포
· 살해세포나 림프구에 적의 진압을 알린다
B림프구
항체(면역글로불린) 생산
NK세포
암세포를 공격
단구 (대식세포) (0~8%)
침입한 병원균을 잡아 보조T세포에 정보를 전달
병원균, 노폐물, 암세포의 탐식
콜레스테롤을 탐식
호산구 (0~6%)
알레르기의 치료
호염기구 (0~2%)
혈전 예방
고지혈증 예방

하기 때문에 T림프구가 행하는 일련의 면역 반응을 세포성 면역이라고 부른다.

마지막으로 억제T세포(Suppresser T Cell)는 각종 백혈구가 총력적으로 적을 전멸시킨 후 살해T세포나 B림프구에 그 사실을 알려 임전 태세를 해제하는 역할을 담당한다. 그렇지 않으면 B림프구는 끝없이 항체를 만들어내고 살해T세포 또한 아무 데나 공격을 가해 건강한 세포에 피해를 입힐 우려가 있기 때문이다. 그리고 림프구 중 B림프구는 보조T세포의 지령을 받아 형질세포(Plasma cell)로 분화하고 성장해 면역 단백질인 글로불린이라는 항체를 만들어낸다. 이 항체는 미사일처럼 특정 항원을 공격한다. 한 번 홍역에 걸리면 홍역 바이러스(항원)에 대한 항체가 생겨 죽을 때까지 계속 존재하므로 두 번 다시 홍역에 걸리지 않는다. 바로 이 B림프구의 역할 때문이다.

이를 체액성면역(體液性免疫)이라고 한다. 이 항체를 생산하려면 약 일주일 정도가 걸리므로 첫 번째 바이러스 침입에 의한 발병은 완전히 막을 수 없다.

림프구 중 세 번째는 NK세포이다. 이는 'Natural Killer Cell', 즉 '자연살해 세포'라는 이름처럼 대식세포나 보조T세포 등의 다른 백혈구에 의한 일련의 면역 반응과는 무관하게 완전히 독립해 외부의 적과 싸운다. 특히 암세포를 퇴치하는 세포로 유명하다. NK세포는 암세포를 발견하면 퍼포린(Perforin)이라는 물질을 분비해 수분 내에 암세포를 용해시켜 버린다.

대식세포는 동물 생명의 기원

백혈구 중 세 번째인 (3)단구(대식세포)는 매우 중요한 역할을 한다. 필자는 백혈구야말로 우리 생명의 근원세포라고 생각한다. 그중에서도 단구(대식세포)야말로 동물 생명의 기원이 아닌가 싶다.

대식세포는 문자 그대로 백혈구 중에서도 가장 큰 탐식세포로 암세포를 파괴시키는 물질을 분비하는 등 생명 유지에 중심적 역할을 한다. 그리고 (2)림프구를 갖지 않는 동물은 있으나 대식세포는 어떤 동물에게나 존재한다. 때문에 대식세포는 지구에 생명이 탄생했을 당시 단세포 동물로 바다에서 부유하며 동물 생명의 근원이 된 세포였다.

대식세포는 '스캐빈저(청소부) 세포'라는 별명을 가지고 있다. 체내에 침투한 먼지나 병원체, 암세포, 혈액 중의 노폐물, 콜레스테롤, 체내의 불순물, 노폐물, 유해물 등을 닥치는 대로 먹어버린다. 게다가 대식세포는 세균이나 바이러스를 붙잡아 잘게 부수고 병원체의 특징을 보조T세포에 전달해 인식시키는 역할도 한다.

호산구와 호염기구의 역할

이 밖에도 백혈구에는 앞서 말한 바와 같이 (4)호산구와 (5)호염기구가 있다.

우선 호산구는 알레르기 질환이나 기생충 병에 의해 혈액 중에 증가한다. 따라서 호산구는 알레르기 질환과 그 어떤 연관이 있는 것으로 보이나 아직까지는 확실히 밝혀지지 않았다.

알레르기가 일어나는 구조를 생각해 볼 때 그 원인 물질인 어떤 알레르겐(항원)이 체내에 들어왔을 때 이를 B림프구가 항체를 만들어 공격한다. 즉, 항체가 미사일처럼 날아가서 항원과 결합되어 해독하려고 한다.

이렇게 생긴 물질이 항원 항체 반응 복합물이나 이 복합물이 조직 내의 비만세포에 작용해 히스타민(동식물 조직에 있는 아민(Amine)의 한 가지로 알레르기 반응과 관계가 있으며, 혈강 강하 · 위액 분비 항진 따위의 작용을 한다)이 분비된다. 이 히스타민이 혈관의 투과성을 증가시키거나 기관지를 수축시켜 습진, 두드러기나 기관지 천식 등의 알레르기를 일으킨다.

호산구는 이 항원 항체 반응 복합물을 탐식하는 것으로 생각된다. 그리고 호산구에서 분비되는 물질이 히스타민을 중화한다고도 알려져 있다. 어느 쪽이든 호산구는 알레르기 질환의 예방과 치유에 중요한 백혈구이다.

한편, (5)호염기구는 백혈구를 구성하는 비율이 매우 낮아 연구자들 사이에서도 관심도가 낮은 백혈구이다. 그러나 호염기구의 과립에는 헤파린이나 히스타민이 포함되어 있다. 이 중 헤파린은 항혈전 작용이나 항중성지방 작용을 한다. 따라서 호염기구는 혈전증이나 고지혈증의 예방 및 치유와 관련되어 있다고 생각된다. 그리고 혈액 중의 호염기구는 조직 안에 들어가면 비만세포가 되어 알레르기 질환을 발생시킨다.

암을 괴사시키는 물질

'머리말' 에서 기술한 바와 같이 필자는 의학부를 졸업하고 4년간의 대학원 생활에서 매일 현미경으로 백혈구를 관찰했다. 그리고 각종 백혈구의 역할 차이를 연구하던 중 대식세포가 수는 적으나 세균이나 노폐물을 탐식하는 능력은 호중구와 비교도 되지 않을 정도로 높다는 사실을 알게 됐다.

대식세포는 곰팡이균, 결핵균, 암세포 등을 엄청난 기세로 대량으로 먹어치운다. 그러나 당시에는 백혈구의 비율상 호중구와 항체(글로불린)를 만드는 B림프구가 압도적으로 많아 이들이 면역의 주된 역할을 한다고 생각했다. 그 후 20여 년 동안 백혈구에 관한 연구, 면역력에 관한 연구는 커다란 진보를 이루었다.

이 책은 전문서가 아니기에 난해한 연구 성과의 설명은 하지 않겠다. 다만 한 가지, 정말 흥미로운 데이쿄 대학(帝京大學) 약학부 교수 야마자키 마사토시(山崎正利) 교수의 연구 성과가 있어 소개하기로 한다.

야마자키 교수는 백혈구에 의해 만들어지는 생리활성물질인 사이토카인의 연구로 알려져 있다. 특히 TNF(종양파괴인자)를 발견한 것으로 유명하다.

대식세포 등에서 생산되는 사이토카인인 TNF는 1975년 미국의 올드 박사가 발견했다고 알려져 있으나 실은 이미 2년 전인 1973년에 야마자키 교수가 발견했다. 야마자키 교수는 그 발견을 일본에서 최초로 발표했기 때문에 세계 학회에서의 인정이 지연되어 올드 박사에게 선수를 빼앗겼다.

교수는 암을 파괴하는 물질인 TNF를 연구하는 과정 중 수정란에서 분리된 인간의 모든 세포와 조직이 형성되는 과정에 TNF가 관여하고 있다는 결론에 이르렀다. 즉, 대식세포 등에서 생산된 TNF는 종양을 괴사시킬 뿐만 아니라 본질적으로 생명과 깊숙이 관련되어 있다고 생각했다.

이러한 교수의 연구나 그 밖의 문헌을 참고하면 TNF라는 물질이 다음과 같이 여러 가지 효과가 있음을 알 수 있다.

· 발열중추를 자극해서 발열을 촉진한다.
· 수면을 조정한다.
· 창상을 치유한다.
· 통증이나 식욕을 조정한다.

이처럼 여러 가지 역할을 하는 TNF는 대식세포로부터 생산된다. 따라서 대식세포는 인간(동물)의 모든 생명 유지 기능에 대한 지령, 총괄, 책임을 지고 있다고 말할 수 있다.

최근의 연구에서는,

· 대식세포에서 호중구, 림프구, 호산구, 호염기구 등의 백혈구는 물론 혈소판이나 적혈구도 분화했다.

· 간장, 신장, 근육, 뼈 등의 모든 조직의 세포도 그 근본이 되는 세포는 대식세포로부터 분화되어 만들어졌다.

라는 사실이 서서히 판명되고 있다.

이것이 바로 '대식세포야말로 동물 생명의 기원' 이라고 말했던 이유이다.

대학원 시절에 막연하게 생각했던 것이 지금에 와서 많은 학자에 의해 실증되고 있다.

'활성 산소'는 정말 나쁜 것인가?

대식세포가 '스캐빈저(청소부) 세포'라는 별명을 가질 정도로 체내에 침입한 병원체나 체내에 정체된 노폐물을 닥치는 대로 먹어치우는 것은 이미 설명했다. 이 대식세포는 운동을 하면 그 활동이 촉진된다.

운동을 하면 근육이 수축하고 이완한다. 그리고 그 자극에 의해 혈관 내벽의 세포(내피세포나 평활근세포 등)에서 대식세포의 활동을 높이는 M－CSF(대식세포 자극인자)라는 사이토카인이 분비된다. 이는 먼저 말했던 밀킹액션(젖짜기 효과)이다.

이렇게 대식세포의 활동이 높아지면 LDL 콜레스테롤(악성 콜레스테롤)을 마구 탐식하기 때문에 동맥 경화를 예방하거나 치유하게 된다.

대식세포는 당뇨병에 의한 혈관 장애(망막증 → 실명, 신증 → 신부전 등)조차도 저지한다. 혈당이 증가하면 잉여 당분이 단백질과 결합해 AGE(Advanced Glycation End, 포도당화 생성 물질)를 만들고 이 AGE가 혈관 내벽에 상해를 입혀 당뇨성 망막증, 당뇨성 신증 등을 야기한다. 그러나 대식세포는 AGE를 탐식하기 때문에 대식세포의 활동이 촉진되면 당뇨병성 혈관 장애를 저지할 수 있게 된다.

또한 최근에는 '활성 산소'라는 말도 많이 한다. 이는 과식, 운동 부족 및 과잉, 피로, 스트레스, 수면 부족, 흡연, 알코올이나 화학 약품의 섭취 과잉 등에 의해 체내에 발생하는 산화력이 강한 산소이다. 세포의 핵 내부의 유전자를 손상시켜 암이나 동맥 경화, 각종 염증을 비롯한 만병의 근원이 된다고 일컬어지고 있다.

이 활성 산소는 원래 세균이 체내에 침입했을 때 호중구 안에서 대량으로 방출되어 세균을 약화시키고 이를 호중구가 탐식하는 현상에서 발견됐다. 즉, 활성 산소는 체내에 침입한 세균이나 유해물 혹은 노폐물을 강한 산화력으로 연소해 처리하는 것이 본래의 역할이다. 이를 위해 체내의 각종 세포나 백혈구에서 방출된다. 때문에 활성 산소의 약 70%는 혈액의 오염(어혈)을 탐식하는 호중구나 대식세포에서 방출된다.

이 책의 후반부에서 혈액 검사 수치와 그로 인해 알 수 있는 각종 질병의 예(A씨부터 I씨까지)에 대해 소개했다. 그것을 보더라도 병이 심해짐에 따라 혈액 검사 수치에서 호중구의 점유율이 상승하고 백혈구가 증가함을 알 수 있다. 이는 혈액의 오염을 정화하기 위해 활성 산소가 활발하게 방출된다는 표시이다.

그러나 혈액 중에 노폐물과 장해물이 너무 많아지거나 '어혈'의 상태가 길어지면 호중구나 대식세포 등에서의 활성 산소 방출량이 너무 많아진다. 그러면 그 과잉 활성 산소에 의해 각종 세포나 조직이 손상되어 여러 가지 병의 원인이 될 수 있다. 따라서 암 등의 원인이 되는 활성 산소의 해로움으로부터 몸을 지키기 위해서는 혈액을 깨끗이 해야 한다.

식물의 화학 물질이 동물의 백혈구를 증강시킨다

앞서 언급했던 야마자키 교수의 TNF 연구에서는 특히 야채나 과일의 섭취와 면역력의 관계에 대한 부분이 흥미롭다.

야마자키 교수는 도쿄 대학 약학부를 졸업하고 동 대학의 약학 대학원을 수료한 후 약학 박사 학위를 취득했다. 그리고 미국 국립 암 연구소의 연구원 등을 거쳐 현직을 맡게 됐다. 이때 거처를 도쿄(東京)의 하치오지시(八王子市)로 옮겨 집에서 야채나 꽃을 가꾸기 시작한 취미가 이 연구의 계기가 됐다고 한다.

교수는 쥐에게 야채주스를 먹이거나 그 액을 주사하면 대식세포가 활성화하고 TNF의 생산이 증가함을 증명했다. 마찬가지로 바나나, 사과, 키위 등의 과즙을 투여하는 실험에서도 호중구의 증가가 확인됐다. 그렇다면 왜 야채나 과일을 섭취하면 동물 체내의 호중구가 증가하거나 대식세포가 활성화하게 될까?

그것은 식물의 체내에 있는 화학 물질, 파이토케미컬의 작용 때문이라고 추측한다.

식물은 우리 동물과는 달리 나서부터 죽기까지 한곳에 머물러 산다. 때문에 유해물인 공격자가 침입했을 때 도망갈 수 없다. 따라서 병원체나 해충의 독, 유해한 자외선 등으로부터 몸을 지키기 위해 체내에 많은 화학 물질을 갖추고 있다.

이것이 파이토케미컬(Phyto = 식물의 + Chemical = 화학 물질)**이다.**

구체적으로는 토마토나 딸기 등의 적색 색소 성분, 당근이나 오렌지 등의 황색 색소 성분, 브로콜리 등의 녹색 색소 성분, 부추, 마늘, 파, 양파의 향신 성분 등이다. 이처럼 식물의 색이나 냄새(향) 성분 대부분이 파이토케미컬이라고 할 수 있다.

식물이 자신의 몸을 지키기 위한 생성한 물질이 동물의 체내에 들어오면 대식세포를 활성화시키는 등, 백혈구 활동의 강화에 기여한다.

주된 파이토케미컬의 예는 다음과 같다.

· **카로티노이드계**(오렌지색이나 적색의 색소 성분)

토마토의 리코펜이나 당근의 β—카로틴이 유명하다.

· **플라보노이드계**(황색 색소 성분)

플라보노이드란 라틴어의 Flavus(황색)에서 유래하며 식물의 표피세포에서 자외선을 막는 역할을 한다.

적색 와인의 폴리페놀이나 차의 카테킨(폴리페놀의 일종으로 차에 포함된 강력한 항산화제)과 같이 대부분이 폴리페놀 구조이다. 플라보노이드는 호중구의 탐식성을 높이고 대식세포를 활성화해 TNF를 증가시킨다고 알려져 있다.

· **피토에스트로겐**(Phytoestrogen)

콩이나 칡에 포함된 다이제인, 게니스테인, 석류에 포함된 에스트론 등이다. 인체 내에 들어가면 여성 호르몬 에스트로겐과 함께 활동한다.

· **자극성 성분**

부추, 마늘, 파, 양파 등의 알리움 속(屬) 야채에 포함된 황화아릴이 자극성 냄새의 정체이다. 살균 작용 및 항응고 작용을 한다.

이처럼 파이토케미컬은 수천 종 이상이 존재한다. 그리고 수천 년 동안 한방에서 약효 성분으로 활약해 왔다. 또 야마자키 교수는 시금치나 당근 등 지금까지 건강 증진에 큰 도움이 됐던 녹황색 야채보다 양배추나 무, 마늘 등의 담색 야채가 더 강력하게 백혈구를 증가시키고 그 기능이 촉진함을 증명했다. 즉, 세균을 비롯해 암세포를 탐식하는 작용도 촉진된다.

한방에서는 '상사(相似)의 이론'이라는 독자적인 발상이 있다.

이 세계의 만물은 모두 닮아 있기 때문에 상사를 우주의 근본 원리라고 생각한다.

예를 들어 해수의 침투압과 인간의 혈액, 혹은 임산부의 양수 침투압은 매우 유사하다. 따라서 생물의 기원이 바다에 있다는 사상이다.

이 상사의 이론을 적용하면 인간의 하반신은 야채의 뿌리와 닮았다고 할 수 있다. 따라서 하반신이 약해졌을 때는 야채의 뿌리 부분이나 당근, 우엉, 무 등의 야채류를 섭취해 보충하면 좋다.

마찬가지로 흰색 피(백혈구)는 야채로 말하면 양배추, 무, 마늘 등의 담색(백색) 야채와 비슷하다. 백혈구를 증가시키거나 그 역할을 증강시키기 위해서는 그런 야채를 섭취하면 좋다.

야마자키 교수의 연구 결과는 한방의 '상사의 이론' 에도 합치된다고 할 수 있다.

'상사의 이론' 을 응용해 붉은 피(적혈구)를 늘리기 위해서는 당근이나 김, 마른 자두, 검은깨, 붉은 고기 등의 적색에서 흑색을 띠는 짙은 색 야채를 섭취하면 좋다. 그런데 여기까지 읽은 독자 여러분은 백혈구와 미균(黴菌), 암세포 활동의 관련성에 있어 약간의 혼란을 느낄지도 모르겠다. 즉, 미균(다원균)은 혈액의 오염을 정화하기 위해 체내에 들어와 발열을 동반한 질환을 일으킨다.

암세포는 혈액을 정화하기 위한 최종적인 역할을 한다. 그럼에도 불구하고 백혈구는 미균이나 암세포를 죽이는 모순적인 상황이 발생한다.

이것은 다음과 같이 생각하면 좋다.

보통 혈액의 오염(어혈 = 오혈)을 정화하는 것이 백혈구이다. 그러나 완전히 처리하지 못할 정도로 많은 노폐물이 체내 혈액에 생길 경우 백혈구는 병원균의 침입이나 암세포의 발생을 허용하는 대신 혈액 내를 정화하게 한다. 그리고 역할을 끝낸 암세포를 백혈구가 탐식 처리한다고 볼 수 있다. 바이러스에 감염된 병균세포를 백혈구의 일종인 킬러T세포가 죽이는 것과 동일하다. 그리고 백혈구의 예상 이상으로 미균이 침입하거나 암세포가 증식되어 몸에 유해 작용이 유익 작용을 넘어서면 백혈구가 미균이나 암세포를 공격해 죽이기도 한다.

생강은 파이토케미컬의 집합체

파이토케미컬(Phytochemical : 식물 화학 영양소)의 '보고(寶庫)' 로서 특별한 야채가 있다. 그것은 생강이다.

우리 의사들이 일상적으로 처방하는 한방 약 150 종류 중에도 약 70%에 생강이 들어 있다. '생강 없는 한방 약은 성립되지 않는다' 라고 할 정도이다.

3세기 초에 정립한 한방의 고전이라는 『상한론(傷寒論)』에는 '생강은 몸을 따뜻하게 하고(혈행을 좋게 하고) 모든 장기의 활동을 활성화해 소화를 돕는다' 라고 기록되어 있다. 즉, '기(氣)', '혈(血)', '수(水)' 의 흐름을 좋게 해 만병을 예방과 치유에 유익하다.

또 16세기 후반 명나라 시대에 쓰인 『본초강목』에는 '생강은 백사(여러 가지 병)를 예방한다' 라고 기록되어 있다.

생강은 인도가 원산지이다. 이미 기원전 2세기에 고대 아라비아인이 바닷길을 통해 인도에서 고대 그리스, 로마에 전했다.

유럽에는 16세기에 페스트가 창궐하고 런던에서 인구의 3분의 1이 사망했을 당시, 생강을 먹던 사람이 살아남았다는 에피소드가 있다. 때문에 당시의 잉글랜드 왕 헨리 8세(재위1509년~47년)는 런던 시장에게 명해 국민들에게 생강을 먹도록 장려했다는 이야기도 전해진다.

현대 영국인이 좋아하는 음식 중 인형 모양을 한 진저 브레드(생강 풍미의 케이크)는 지금까지 남아 있는 당시의 풍습이다.

'Ginger' 를 사전에서 찾아보면

〈명사〉

1. 생강

2. 의지, 원기, 자극, 기개

〈동사〉

1. ~에 생강 맛을 내다

2. 기운을 돋우다, 활력을 돋우다, 격려하다, 고무하다(Enliven, Stimulate)

라고 되어 있다. 예문으로는 'There is no ginger in him(그에게는 기개가 없다)' 라고 기록되어 있다.

이처럼 동서양을 막론하고 생강이 체내 및 정신에 미치는 효과가 크다는 사실은 정설이 됐다.

현대의 약리학에서도 생강에는 다음과 같은 효능이 실험으로 증명됐다.

· 혈관을 확장하고 혈압을 낮춘다.
· 보온, 발한, 해열, 해독을 촉진한다.
· 점액(담 등)의 분비를 촉진한다.
· 간 기능의 강화, 백혈구 기능의 촉진.

· 위장 내 살균 작용.

· 콜레스테롤 저하 작용.

· 혈액을 응고시키기 쉬운 트롬복산(Thromboxane)이라는 물질의 생산을 감소시키고 혈전을 예방한다.

· 기울증(체증, 정신적인 문제 등에 의해 기의 운행이 원활하지 못하고 막혀 나타나는 현상)을 없앤다.

· 건위, 정장 작용.

· 항 궤양 작용.

· 진토 작용.

· 진통 작용.

위와 같은 작용은 진저롤(Gingerol), 진저론(Gingerone), 쇼가올(Shogaol) 등 생강의 매운 성분 때문에 일어난다.

이 밖에도 생강에는 진기베롤(Zingiberal), 징기베린(Zingiberene), 페란드렌(Phellandrene), 시트랄(Citral), 보르네올(Borneol), 리날로올(Linalool), 메틸헵텐(Methylheptene), 캄펜(Camphene), 비사보렌(Bisabolene), 파네솔(Farnesol), 쿠르크민(Curcumin) 등의 방향 성분이나 색소 성분이 포함되어 있다. 이 파이토케미컬이 백혈구의 활동을 촉진시켜 몸의 자연치유력을 강화한다. 이것이 '생강의 힘' 이다.

통증이나 결리는 환부에 '생강 습포'를

동양인들은 생강의 이처럼 많은 효능을 경험을 통해 알고 있었기 때문에 생강을 요리에 사용해 왔다.

예를 들면 양념 날두부나 탕두부, 다진 가다랑어, 튀김용 양념장, 초밥과 함께 내는 얇게 썬 생강, 돼지 생강 불고기, 생선이나 간의 생강 조림 등이 있다. 생강이 없다면 동양 음식도 성립되지 않을 것이다.

또 생강탕, 생강주, 생강 식초, 생강 절임, 생강당, 생강 된장 등으로도 우리들 식탁에 생강이 가깝게 자리 잡고 있다. 이는 생강의 파이토케미컬이 얼마나 일본인에게 친숙한지를 말해 준다.

게다가 관절 류머티즘에는 '생강 습포'가 효과적이다. 관절이나 근육의 통증뿐만 아니라 어깨 결림 등의 환부에도 매일 '생강 습포'를 하면 통증이나 결림 증상이 적어진다.

복통, 복수, 부종, 냉기에서 오는 위장병, 변비, 그리고 감기나 천식으로 인한 기침과 생리통 등에도 '생강 습포'는 탁월한 효과를 보인다. 물론 폐암이나 간장암, 위암, 대장암 등 암이 존재하는 곳의 체표 부분(가슴, 위상 복부, 심와부(心窩部 명치 근처), 하복부)에도 생강 습포를 하면 혈행을 좋게 하고 암 치료에 도움이 된다.

생강 습포 만드는 법

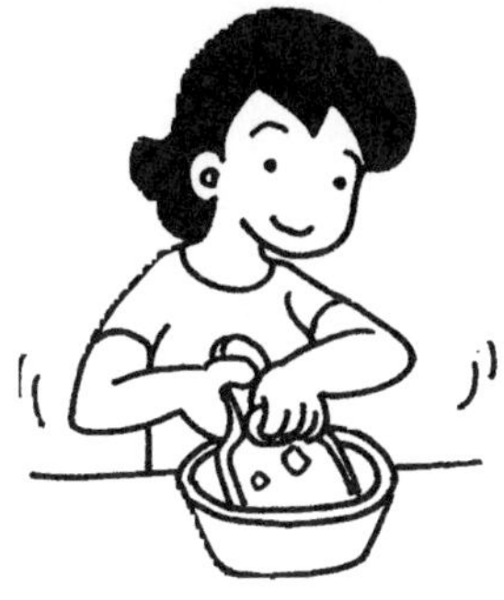

① 생강 150g을 강판에 간다

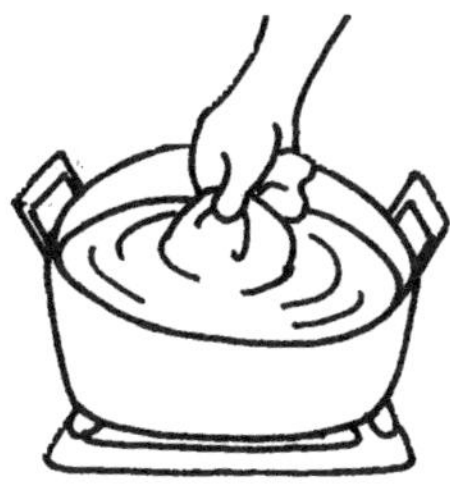

② 목면 주머니에 생강을 넣고 위쪽을 끈으로 묶은 후 물 2l의 냄비에 넣는다

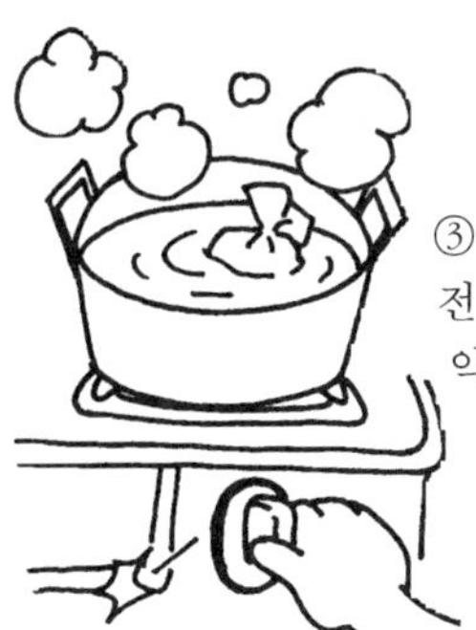

③ 물이 끓기 전 불을 줄여 약한 불에서 끓인다

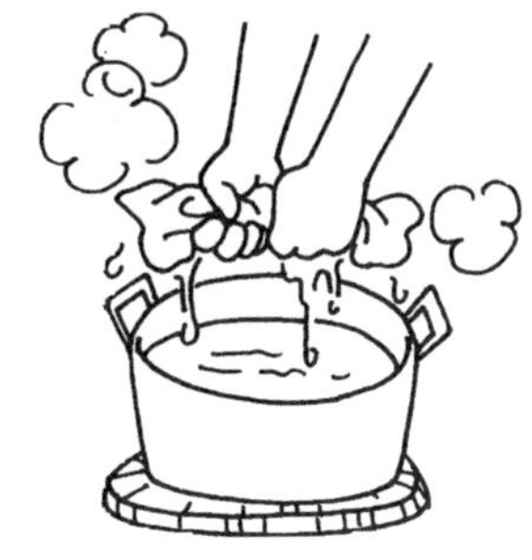

④ 70℃로 내려가면 타월을 물에 적셔 잘 짠 다음 환부에 댄다

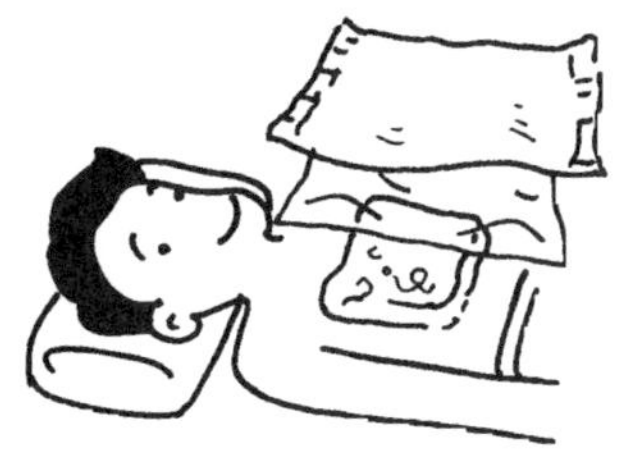

⑤ 타월 위에 비닐을 놓고 그 위에 마른 타월을 얹는다

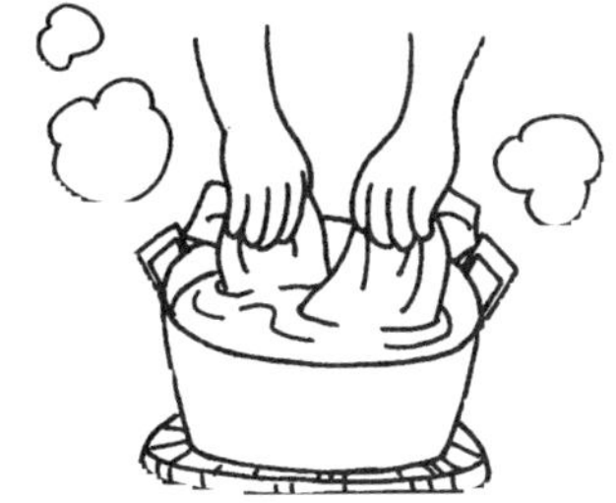

⑥ 10~15분 지나면 타월을 다시 70℃ 정도로 뜨겁게 한 생강물에 담가 같은 작업을 반복한다

혈액이 발신하는 '위험 신호'를 읽어낸다

血液

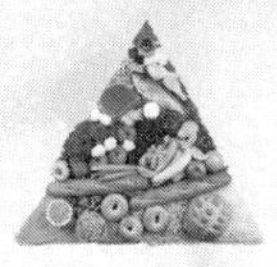

서양 의학의 진단도 우선 혈액에서부터

지금까지 '어혈'이 암을 비롯한 각종 질병을 초래하고 그 '어혈'을 막거나 개선하기 위해서는 어떻게 해야 하는지에 대해 설명했다.

앞 장에서는 암세포를 먹는 백혈구에 대해 이야기했다. 이 책은 질병 중에서도 특히 암을 '혈액'이라는 관점에서 다루고 있으며, 이번 장에서는 혈액 그 자체에 대해 다루고자 한다.

먼저 혈액 검사의 수치를 읽는 방법이다. 병원에 가면 채혈을 하고 혈액 속 각종 성분을 분석한다. 콜레스테롤이나 중성지방, 요산, 혈당의 수치 등과 GOT나 GPT의 수치는 친숙하리라고 생각된다. 그 밖에 알부민(Albumin)이나 크레아티닌(Creatinine)의 수치, 혹은 담석이나 담낭암, 간장암으로 상승하는 ALP 수치까지 일반적으로는 잘 알려지지 않은 항목도 있다. 그러나(검사의 규모나 내용에도 관계되지만) 검사표를 보면 그 수치들이 모두 기록되어 있다. 그 수치에서 무엇을 알 수 있는지 설명해 가기로 한다. 자기 자신의 검사표와 비교하면서 각 항목의 설명을 읽으면 많은 점을 이해할 수 있을 것이다.

우리 혈액은 항상 다음과 같이 여러 가지를 안고 전신의 세포를 돌아다닌다. 즉, 영양소와 산소, 수분, 적혈구와 백혈구, 면역 물질, 호르몬, 그리고 세포가 파괴되어 일탈한 효소류(간세포에서의 GOT, GPT, 췌장 세포에서의 아밀라아제 등), 노폐물 등이다. 그 영양이나 산소, 수분을 전신의 세포로 배달하면 생활 대사의 결과로 노폐물이 생긴다. 그러면 노폐물을 받아 신장에서 소변으로 또는 폐에서 호기(날숨)로 버린다. 따라서 혈액은 전신의 장기나 세포의 정보를 함유하고 있다. 그러므로 몸의 상태가 나빠 병원에 가면 대부분 '혈액을 채취해 검사하자' 라고 의사들이 말하는 것이다.

혈액을 검사하면 빈혈(적혈구의 감소)을 비롯해 간장병이나 신장병, 췌장질환, 내분비장기의 질병 유무와 폐렴이나 담낭 등의 염증 여부를 알 수 있다. 그리고 면역력의 강약 등 여러 가지 내용을 살필 수 있다. 또 혈중 종양 마커의 측정을 통해 암의 유무는 물론 특히 재발 및 전이 상태를 상당한 수준까지 추정할 수 있다.

혈액의 양은 체중의 약 13분의 1로 알려져 있다. 때문에 체중 66kg인 사람은 약 5l, 52kg인 사람은 약 4l가 혈액이다. 이 혈액을 외상이나 병(구토나 각혈, 하혈 등)으로 약 3분의 1을 잃어버리면 생명의 위험에 처한다.

한편, 암 말기 환자나 중병을 앓고 있는 사람에게 수혈하면 일시적으로 건강을 되찾고 연명하는 경우도 있다. 따라서 인체의 세포 60조 개를 부양하는 혈액이 생사 여부의 권한을 쥐고 있다 해도 과언이 아니다.

혈액 검사 수치를 읽는 방법

138페이지의 표는 A(55세, 회사 사장, 신장 168㎝, 체중 58㎏)의 혈액 검사 결과이다. 이것만 봐도 검진을 하지 않고 다음과 같이 진단할 수 있다.

1. C형 간염에 의한 간장암　　2. 당뇨병성 신부전

그리고 질병이 상당히 만성으로 경과했고 그 결과, 영양 상태나 면역력이 떨어졌으며 치료를 해도 예후(질병 경과의 전망)가 별로 좋지 않음을 추측할 수 있다.

우선 GOT, GPT, LDH 등의 간세포에 존재하는 효소 수치가 높다. 게다가 'GOT 수치 〉 GPT' 수치인 점이 주목된다. 간세포가 파괴(염증이나 종양 등)되기 때문에 간세포에서 일탈하는 GOT, GPT 효소는 간염의 경우, 'GPT 수치 〉 GOT 수치'로 GPT 쪽이 높다. 그러나 염증(간염)이 수년 이상 계속되면 점차 'GOT 수치 〉 GPT 수치'가 된다. GOT가 GPT 수치의 3배 정도가 되면 간장암이 발생한다고 경험을 통해 알려져 있다.

A의 경우, 정말 GOT 수치(202)는 GPT 수치(65)의 약 3배에 달하기 때문에 간장암이 존재할 위험성이 높다.

AFP라는 종양 마커의 수치를 보기로 하자. AFP는 '원발성 간장암'일 때 수치가 상승한다. A의 경우, 정상 범위보다 5배 높은 수치를 나타내

A씨의 혈액(55세, 회사 사장) 166㎝, 58㎏

구분		항목	정상 범위	측정치
영양 상태		총 단백질	6.5—8.0	5.6
		A/G	1.6—2.4	0.9
간기능검사	간세포의 상태	GOT	10—40	202
		GPT	5—45	65
		LDH	200—450	900
	담도의 상태	LAP	30—70	90
		ALP	70—250	420
		γ—GTP	♂ 0—60 ♀ 0—35	106
	간의 힘	콜린에스테라아제	3.7—7.8 ×10³	2.0
신기능검사	신기능	요소 질소	8—21	50
		크레아티닌	0.7—1.3	4.7
	통풍	요산	♂ 3.5—7.9 ♀ 2.6—6.0	8.8
지질검사		총 콜레스테롤	120—220	96
		HDL—C	♂ 40—70 ♀ 45—75	25
		β—리포단백	200—600	220
		중성지방	50—150	70
기타				

구분	항목	정상 범위	측정치
염증반응	CRP	0.4이하	1.2
	RA	(—)	(—)
췌장기능검사	혈당	60—110	158
	아밀라아제	55—210	206
	HbAIC	3.5—5.8%	8.8
간염의 종류	HBs항원	(—)	(—)
	HBs항체	(—)	(—)
	HCV항체	(—)	(+)
종양마커	CEA	5ng/ml이하	
	CA19—9	37U/ml이하	
	CA125	40U/ml이하	
	AFP	10ng/ml이하	50
	PSA	4ng/ml이하	
혈구	적혈구	♂ 430만—570만 ♀ 370만—500만	328만
	혈색소	♂ 13.5—17.5 ♀11.3—15.2	10.2
	혈소판	12만—35만	8만
	백혈구 4000~8000 2800	호중구(40—70%)	80
		림프구20—55	15
		단구(대식세포)0—8	3
		호산구0—6	2
		호염기구0—2	0
혈침	♂	1—10	80
	♀	2—15	
혈압		100~140/50~90	122/72

고 있으므로 '원발성 간장암' 이라고 확실히 진단할 수 있다. 또 HCV항체가 (+), 즉 양성이기 때문에 A는 C형 간염에 장기간 걸려 있는 상태이며 그것이 간장암의 원인이 됐다고 추측할 수 있다.

게다가 신기능을 나타내는 체내 노폐물의 요소 질소나 크레아티닌(후에 설명)의 수치가 높으므로 '신부전' 이라고 진단할 수 있다. 또한 혈당 수치나 HbAIC(후에 설명)의 수치도 높은 것으로 봐서 당뇨병이 그 원인인 '당뇨병성 신부전' 임이 확실하다. 당뇨병에 걸리면 면역력이 떨어지므로 간암도 쉽게 발생할 수 있다.

마지막으로 A의 영양 상태를 살펴보면 '영양 단백' 인 알부민과 '면역 단백' 인 글로불린(후에 설명)의 비율을 나타내는 A/G(알부민 대 글로불린의 비)가 0.9로 낮다. 그리고 적혈구도 정상 범위보다 낮으므로 영양 상태가 매우 나쁘다고 진단할 수 있다.

나중에 더 자세히 설명하겠지만 빈혈이나 만성 질환으로 점점 높아지는 혈침 수치(Erythrocyte Sedimentation Rate : 적혈구의 침강 속도)도 상당히 높기 때문에 전신 상태는 극히 불량하다고밖에 말할 수 없다. 또 백혈구도 적고 면역력도 떨어져 있다. 이 모든 검사 결과에서 A씨의 증세는 상당히 심한 것으로 추측할 수 있다.

이상과 같이 A의 혈액 검사 수치를 판단해 보았다. 검사 수치를 단순히 보기만 하지 않고 읽어낸다면 누구라도 자신의 건강이나 질병의 상태를 매우 깊이 파악할 수 있다. 검사 수치를 '읽는' 일이 가능해지면 인간

도크(치료를 수반하지 않는 종합적인 건강 진단으로 보통 2~3일 정도의 입원이 필요함)나 건강 검진의 결과도 앞으로의 건강 생활에서 더욱 의미를 지니게 된다.

외견뿐인 고단백혈증

혈액 검사 수치를 읽는 법에 대해 보다 자세히 알아보자.

143페이지의 그림과 같이 혈액을 주사기로 채취해 용기 안에 방치하면 시간이 흐름에 따라 붉은 혈구는 가라앉고 위쪽은 점차로 맑아진다. 이 맑은 부분이 혈장이고 아래로 가라앉은 부분이 혈구이다. 혈장은 혈청과 섬유소원(피브리노겐)으로 구성되며 피브리노겐은 아래로 가라앉은 혈구를 응고시킨다.

혈장은 여러 가지 성분이 녹아 있으나 90%는 물이다. 물은 혈장 속의 영양소나 호르몬을 전신의 세포에 운반하는 한편 노폐물을 신장이나 폐에 운반한다. 또한 체온 조절이라는 중요한 역할을 한다.

물을 뺀 혈장 성분은 대부분 단백질이다. 다음에 나오는 검사 수치 표의 각 항목을 확인해 혈장 속의 단백질과 당, 지질, 효소 등이 건강에 어떤 영향을 미치는지 알아보자.

☞ **총 단백**(정상 범위 = 6.5 ~ 8.0g/dℓ)

혈장 속 단백질에는 앞서 말했듯이 간장에서 만들어져 전신의 세포에 영양을 공급하는 '영양 단백' 인 알부민이 있다. 그리고 백혈구의 일종인 B림프구로 만들어져 질병과 싸우는 '면역 담백' 글로불린이 있다. 이 두 종류를 합친 것이 총 단백이다.

총 단백치가 8.0g/dl을 웃돌면 우선 고단백혈증이라는 진단을 받는다. 이는 영양 상태가 반드시 좋다는 뜻은 아니니다. 즉, 알부민이 적은(나쁜 영양 상태)데도 만성병이 존재해 '면역 단백'인 글로불린이 증가하고 총 단백의 수치가 높아 겉으로만 고단백혈증인 경우도 있기 때문이다.

예를 들어 결핵 등의 만성 감염증이나 다발성골수종, 간경변증, 교원병, 류머티즘, 암의 말기 등에도 총 단백 수치는 높아진다.

또 총 단백 수치가 6.5g/dl을 밑돌면 저단백혈증이 된다. 이는 영양불량, 극증간염, 간경변증, 간암 등을 초래해 간장에서 알부민 합성을 저하시킨다. 또한 네프로제(신장 실질의 비염증성 · 퇴행성 만성질환), 만성신장염 등으로 소변의 단백질 상실 증상이 나타난다.

☞ A(알부민)/G(글로불린)

고단백혈증이 실제로 고단백혈증인지 그렇지 않으면 병적으로 '외관뿐인' 고단백혈증인지를 구분하기 위해서는 A/G 비로 판별한다. 즉, 건강한 사람의 총 단백에 있어 알부민의 비율은 60~70%(평균67%), 글로불린의 비율은 30~40%(평균33%)이다. 때문에 A/G 수치는 대체로 2.0이다. 그러나 만성병에 걸리면 반드시 알부민이 감소하고 글로불린이 증가해 A/G 수치는 떨어진다. 간경변증이나 암 등의 중만성병의 경우, A/G 수치가 0.5 이하가 되기도 한다. 따라서 A/G 수치가 낮을수록 건강하지

혈액의 성분

- 물(90%) — 혈액 순환, 수분 보충, 체온 조절
- 단백질(8~9%) ─┬ 알부민(영양)
  └ 글로불린(면역)
- 당(0.1%) — 에너지원
- 지질 ─┬ 중성지방 — 에너지원
  └ 콜레스테롤 — 영양, 세포막의 성분, 성호르몬의 성분
- 효소 — 각 장기의 세포 내에서 화학 반응을 조절
- 호르몬 — 미량으로 각종 장기의 기능을 조절
- 효소 — 전신 세포의 호흡, 대사에 관여
- 미네랄(무기질) — 침투압 조절, pH조절
- 비민 — 미량으로 생명 유지에 관여
- 노폐물

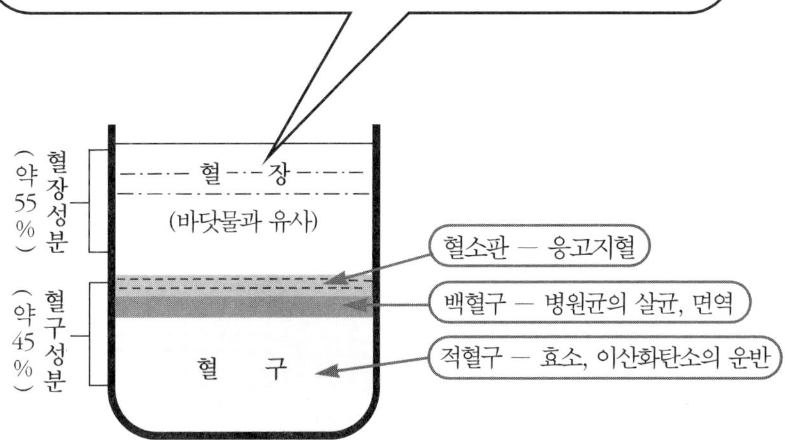

· 혈액을 주사기로 채취해 용기 속에 방치하면 시간이 지남에 따라 붉은 혈액은 가라앉고 위쪽은 점차 맑아진다. 맑은 부분을 혈장이라고 하며 혈청과 섬유소원(피브리노겐)으로 구성된다. 피브리노겐은 아래로 가라앉은 혈구를 응고시킨다

않은 상태라고 말할 수 있다.

이 수치에 대한 조사는 '체력 = 저항력 = 면역력의 정도', 즉 질병의 정도나 증세를 추측하는 데 상당히 효과적이다.

간세포의 상태를 알리는 효소
(간 기능 검사1)

혈장의 종류 중 일부는 간장 및 심장의 건강 상태를 알기 위한 중요한 판단 요소가 된다. 다음은 혈액을 검사할 때 친숙한 두 가지 효소들이다.

☞ GOT(글루탐산 옥살 아세트산 트랜스아미나아제, 정상 범위 = 10~40단위)
☞ GPT(글루탐산 피르빈산 트랜스아미나아제, 정상 범위 = 5~45단위)

GOT, GPT는 아미노산의 합성을 촉진하는 효소이다. GOT는 간장, 심장, 근육, 적혈구에 많이 포함되어 있고 GPT는 압도적으로 간장에 많이 있다.

심장이나 간장 등의 장기에 장애가 생기면 세포가 파괴되고 GOT, GPT가 혈액으로 일탈하기 때문에 그들의 수치 검사를 통해 장애의 존재 여부를 알 수 있다.

앞서 말한 바와 같이 폐렴의 경우에는 'GPT 수치 〉 GOT 수치' 이다. 만성 폐렴이나 간경변증, 간암으로 진행됨에 따라 'GOT 수치 〉 GPT 수치' 가 된다. 좀 더 구체적으로 말하면 다음과 같다.

● 급성 간염의 경우

'GPT 수치 〉 GOT 수치' 이면서 양쪽 모두 500단위 이상이 되는 경우도 있다. 극증 간염에서는 2,000단위 이상이 되기도 한다.

● 만성 간염의 경우

GOT 수치, GPT 수치는 모두 50~300단위 정도로 역시 'GPT 수치 〉 GOT 수치' 이다. 활동성인 경우에는 GPT 수치가 높다. GOT 수치, GPT 수치 모두 200단위 이상이면 일을 줄일 필요가 있다. 300단위 이상일 때는 입원이 필요하다. 1,000단위 이상이라면 중증이다.

● 간경변증의 경우

GOT와 GPT 수치 모두 50~100단위로 'GOT 수치 〉 GPT 수치' 가 된다. 간염에 비해 수치가 낮은 것은 간세포 수 자체가 감소했기 때문이다.

● 간암의 경우

GOT 수치가 GPT 수치의 3배 정도 된다. 동시에 종양 마커의 AFP가 상승한다.

● 기타 간장병의 경우

지방간의 경우에는 'GPT 수치 〉 GOT 수치' 로 콜린에스테라아제의 수치도 상승한다. 알코올성 염증의 경우에는 GOT 수치 〉 GPT 수치로 γ—GTP(GGT라고도 하며 간 질환의 가장 예민한 지표이다. 아미노산을 세포 내로

운송하는 효소로 습관적인 음주나 약물 복용으로 간에 이상이 생기면 대량으로 생성된다)가 상당히 상승한다.

● 심근 경색의 경우

GOT 수치는 상승하고 GPT 수치는 정상인 패턴을 취한다. 동시에 근육 내 효소인 CPK(크레아틴 포스포키나아제)치가 상승한다. 이 패턴은 근염, 중증 근무력증의 경우에도 나타난다.

또한 장시간 산책이나 스포츠를 했을 때도 GOT 수치와 CPK 수치가 상승한다. 때문에 GOT 수치나 CPK 수치만 상승할 때는 검사일 또는 그 전날의 운동 상태를 염두에 두고 판단할 필요가 있다.

☞ LDH(유산 탈수소 효소, 정상 범위 = 200~450단위)

LDH는 유산과 피르빈산의 변환에서 촉매 역할을 하는 효소이다. 이는 체내 세포로써 당분에서 만드는 에너지 반응과 관련이 있다. 체내의 모든 장기에 분포하고 장기특이성(항원이 특정한 한 장기 또는 세포에 국한된 경우의 자기면역질환)이 없기 때문에 LDH 수치가 상승할 경우, 다른 효소의 수치 상승과 함께 어떤 장기에 질병이 있는지 판단할 필요가 있다.

● 간장병의 경우

LDH 수치의 상승과 더불어 GOT 수치, GPT 수치가 상승한다.

● 암의 경우

중증 이상의 암에서는 LDH 수치가 1,000단위 이상이 되는 경우도 있다.

● 혈액 질병의 경우

악성 빈혈에서는 LDH 수치가 고도로 상승한다. 백혈병, 악성림프종, 용혈성빈혈에서도 LDH 수치가 상승한다.

● 근육 질환의 경우

심근경색, 근염, 근디스트로피증은 CPK 수치나 GOT 수치가 함께 상승한다. 또 작업이나 운동 후에도 상승한다.

● 결림이나 근육통의 경우

소위 피로의 원인 물질인 유산 때문에 결림이나 근육통에서도 LDH 수치가 상승한다.

담도의 상태로 병변을 알리는 효소
(간 기능 검사2)

☞ LAP(로이신아미노펩티다아제, 정상 범위 = 30~70단위)

간장에서 만들어져 담낭으로 배설된다. 때문에 담도폐색증(담낭, 담관 등 담즙이 흐르는 길에 생기는 결석이나 암처럼 담즙의 흐름을 방해하는 병) 증세가 있으면 정체된 LAP를 혈액이 흡수해 혈중 LAP 수치가 상승한다. 즉, 담석, 담낭암, 간장암으로 LAP 수치가 상승한다.

☞ ALP(알칼리포스파타아제, 정상 범위 = 2.7~10KA단위, 혹은 70~250국제단위)

ALP는 인산화합물을 알코올과 무기인산으로 분해하는 효소로 간장, 소장, 뼈에 특히 많다.

LAP와 같이 간장에서 만들어져 담즙으로 배설되기 때문에 담즙의 흐름을 방해하는 물질(암 세포나 결석)이 있으면 ALP 수치가 상승한다. 즉, 담즙울체(간세포에서 만들어진 쓸개즙이 흘러가지 못하고 모세혈관에 막혀 머물러 있는 일)는 간세포에서의 ALP의 합성을 촉진해 혈중 ALP 수치를 상승시킨다. 이 점이 GOT와 GPT 수치가 상승하는 원리와 다르다.

● 담즙울체성 간 장애의 경우

담석, 담낭암, 간장암의 경우 약제 알레르기에 의한 담낭울체가 우려된다.

● 암의 경우

여러 형태의 암이 우려된다.

● 뼈 질병의 경우

전이성골종양, 골육종, 부갑상선기능항진증으로 뼈가 약화될 수 있다.

그리고 유년 시기에는 뼈의 신진 대사가 왕성하기 때문에 성인의 ALP 수치보다 상당히 높다.

☞ γ —GTP(감마 글루타밀 트랜스펩티다아제, 정상 범위 = 남성 60단위 이하, 여성 35단위 이하)

γ—GTP는 단백질을 분해하는 효소로 간장, 췌장 외에 신장, 소장에 포함되어 있다. 알코올을 섭취하면 간장에서 γ—GTP의 합성이 촉진된다. 때문에 알코올성 간 장애로 수치가 높아진다.

또한 γ—GTP는 ALP, LAP와 같이 '담도계 효소'로 분류된다. 담석, 담낭암, 간장암 등 담낭울체성 장애에서도 높은 수치가 된다. 그 밖에 수면제나 정신 안정제의 사용으로도 γ—GTP의 수치는 상승한다.

☞ **콜린에스테라아제**(ChE, 정상 범위 = 0.6~1.1pH, 혹은 3.7~7.8×10³)

그 밖에 간 기능 검사로는 콜린에스테라아제 수치의 조사가 있다(간 기능 검사).

이 효소는 콜린에스테르를 콜린과 초산으로 분해한다. 알부민과 같이 간장에서 합성되어 간세포의 힘(기능)을 알아보는 좋은 지표가 된다. 즉, 간경변증, 간장암, 극증간염 등은 간세포를 감소시킨다. 또 암을 비롯해 소모성 질환으로 영양 상태가 나빠지면 간장에 영양분의 공급이 부족해지고 콜린에스테라아제의 생성이 저하된다. 따라서 알부민 수치나 콜린에스테라아제 수치의 저하는 영양 상태의 저하를 의미한다. 또 콜린에스테라아제 수치는 만성 간장병에서는 저하되지만 지방간의 단계에서는 상승하므로 질병의 판단 지표가 된다.

신장 기능 검사에 효과적인 단백질 등의 '연소 찌꺼기' (신장 기능 검사)

☞ 요소 질소(BUN, 정상 범위 = 8.0~21.0㎎/dℓ)

체내 단백질 대사의 최종 산물이다. 체내에서 에너지로 사용된 단백질의 '연소 찌꺼기' 라고 말할 수 있다. BUN 수치의 상승은 신장의 배설 장애, 즉 신장 기능의 저하를 나타낸다. 즉, 50㎎/*dl* 이하는 신부전, 100㎎/*dl* 이상은 요독증으로 인공 투석이 필요하다.

☞ 크레아티닌(정상 범위 = 0.7~1.3㎎/dℓ)

아미노산의 대사 산물인 크레아티닌이 근육의 에너지원으로 사용된 후 생긴 물질이다. BUN과 같은 '연소 찌꺼기' 이다. 단, BUN과는 달리 식사의 내용이나 운동, 조직의 붕괴 등의 요인에 영향을 받지 않는다. 때문에 혈액의 크레아티닌의 농도는 그대로 신장의 기능을 나타낸다.

크레아티닌치가 8.0㎎/*dl* 이상이 되면 인공 투석이 필요하다.

☞ 요산(정상 범위 = 남성 3.5~7.9㎎/dℓ, 여성 2.6~6.0㎎/dℓ)

BUN, 크레아티닌과 더불어 신장 기능을 추정하는 지표가 된다. 또한 익히 알고 있듯이 통풍의 진단에도 이용된다.

요산은 세포핵 핵산의 성분인 퓨린체의 최종대사 산물이므로 세포핵의 붕괴에 의해 생산된다. 한편 퓨린체를 다량 함유한 음식물(간, 고기, 생선, 맥주 등)을 섭취함으로써 간장에서도 만들어진다. 요산 수치가 8.0㎎/*dl* 이상이면 요산 나트륨 결정이 된다. 그러면 엄지발가락의 관절을 비롯해 각종 관절은 물론 귓불, 동맥벽, 신장에 침착해 통풍이나 통풍결절(귓불), 동맥 경화, 신장 기능 장애를 초래한다.

혈액에 녹은 지방이 수명을 좌우한다 (지질 검사)

☞ 총 콜레스테롤(정상 범위 = 120~220mg/dℓ)

고콜레스테롤혈증(220mg/*dl* 이상)은 동맥 경화의 원인이 된다. 그러나 원래 콜레스테롤은 세포막과 지방의 소화액인 담즙산의 성분이며 성호르몬의 원료이다. 또한 체내 콜레스테롤 약 100g 중 4분의 1이 뇌에 존재하므로 적다고 좋은 것만도 아니다.

미국에서는 저콜레스테롤혈증인 사람은 협조성이 없고 뇌출혈을 일으키기 쉽다는 연구도 있다. 단, 200mg/*dl* 이하로 억제하는 것이 바람직하다. 200mg/*dl* 이하인 사람에 비해 300mg/*dl* 이상인 사람은 심근경색이 될 위험성이 3배 이상이지만 150mg/*dl* 이하인 사람의 위험성은 0.7배에 지나지 않기 때문이다.

뿐만 아니라 콜레스테롤은 간세포에서 합성되기 때문에 간경변증이나 간장암의 경우 이 수치가 저하한다. 즉, 간 기능 저하의 지표가 된다. 따라서 높은 콜레스테롤 수치는 비만, 네프로제, 갑상선 기능 저하증이 우려되며 저콜레스테롤 수치는 간경변증, 극증간염, 갑상선 기능 항진이 우려된다.

☞ HDL 콜레스테롤(정상 범위 = 남성 40~70mg/dℓ, 여성 45~75mg/dℓ)

☞ β—리포단백(정상 범위 = 200~600mg/dl)

'물과 기름(지방)' 이라는 단어가 있듯이 지방은 본래 물에 녹지 않는다. 혈액에 지방이 존재할 때는 단백질과 결합된 형태인 리포(지방)단백으로 혈액이라는 '물' 에 녹아 있다.

리포단백은 비중에 따라서 카이로 미크론, VLDL(초저비중 리포단백), LDL(저비중 리포단백), HDL(고비중 리포단백)으로 나뉜다.

총 콜레스테롤은 LDL에 75%, HDL에 25%가 존재하고 각각 LDL콜레스테롤, HDL 콜레스테롤이라고 부른다. 전자는 동맥 경화를 촉진하는 '악마' 로 후자는 동맥 경화를 예방하는 '천사' 로 잘 알려져 있다.

β—리포단백은 LDL콜레스테롤과 거의 동일하다. 동맥 경화나 고혈압일 때 동맥 경화 상태를 혈액으로 알기 위한 가장 중요한 검사이다.

HDL 콜레스테롤 수치가 100mg/dl 이상이면 '장수증후군' 으로 불린다. 이런 사람은 장수한다고 봐도 틀림없다.

☞ 중성지방(정상 범위 = 50~150mg/dl)

중성지방은 에너지원으로 중요하다. 그러나 너무 많으면 비만이나 지방간의 주원인이 된다. 또 중성지방이 증가하면 좋은 역할을 하는 HDL 콜레스테롤이 감소하고 동맥 경화가 촉진된다.

중성지방은 단 음식이나 쌀밥, 빵, 면류, 알코올 등을 과잉 섭취하면 증가한다. 또한 약제(혈압 강하제, 피임약, 스테로이드호르몬)의 연용에 의해서도 증가한다. 그리고 당뇨병이나 지방간, 비만, 네프로제, 갑상선 기능 저하증, 부신(副腎, Adrenal gland)의 호르몬 분비가 과다해지는 쿠싱증후군(Cushing' s syndrome)으로 중성지방 수치가 상승한다고 알려져 있다.

따라서 총 콜레스테롤 수치가 220㎎/*dl* 이상으로, HDL 콜레스테롤 수치가 40㎎/*dl* 이하이고 중성지방 수치가 150㎎/*dl* 이상이면 허혈성 심장병(협심증, 심근경색)이나 뇌경색이 되기 쉽다.

체내의 염증 질환을 알리는 물질
(염증 반응 검사)

☞ CRP(C반응성 단백, 정상 범위 = 0.4mg/dℓ 이하)

폐렴, 기관지염, 방광염 등의 염증성 질환에서는 건강한 사람은 거의 존재하지 않는 CRP라는 단백질(종양 마커)이 혈액 중에 증가한다.

류머티즘, 염증성 장질환의 일종인 클론병과 자기면역성질환인 강피증, 암, 심근경색으로 세포가 괴사한 상태에서도 CRP가 증가한다.

☞ 류머티즘인자와 RA테스트(정상 = 음성)

'면역 단백' 인 글로불린에 대항해 생기는 자기항체를 류머티즘인자라고 하고 RA테스트(RA란 만성 관절 류머티즘을 말한다)에서는 양성 반응을 나타낸다. 류머티즘을 비롯해 SLE(전신성 홍반성 루푸스), 강피증 등의 교원병에서도 RA테스트는 (+), 즉 양성이다.

이 RA테스트에서 양성 반응을 보일 확률은 류머티즘이 80%, 눈물이나 타액의 부족을 주요 증상으로 하는 쉐그렌증후군이 100%, 간경변증이 80%이다. 그 밖에 통합실조증이 40%, 울병이 60%, 암이 20%로 자기면역질환 외의 질병에서도 양성 반응이 나타날 수 있다.

당뇨병의 존재를 알리는 물질
(췌장 기능 검사)

☞ **혈당**(정상 범위 = 60~110㎎/dℓ)

혈중 당분(혈당)은 근육이나 뇌에서 가장 중요한 에너지원이다. 때문에 혈당 수치가 6㎎/*dl* 이하(저혈당)가 되면 뇌는 기능이 저하되고 식은땀이 나며 초조해진다. 또한 혈압이 떨어지고 힘이 빠지며 의식을 잃는 등 저혈당발작이 일어난다.

반대로 과식 및 과음 또는 다른 원인으로 고혈당 수치가 계속되면 '넘치는 것은 모자라느니만 못하다' 라는 속담처럼 된다. 이때 혈관의 벽이 침해되어 눈의 망막, 신장, 신경에도 손상을 입혀 당뇨병의 세 증상인 망막증(실명), 신부전, 신경 마비를 초래한다. 또 면역력이 감퇴되고 감염증(폐렴, 피부염, 결핵 등)이나 암도 쉽게 유발한다.

공복 시 혈당 수치(FBS. 전날 저녁 식사 후 음식물을 입에 대지 않고 12시간 이상 지난 다음의 혈당)가 140㎎/*dl* 이상이면 틀림없이 당뇨병이다.

고혈당이라면 당뇨병, 바제도병, 췌장암 등을 생각할 수 있다.

반대로 저혈당은 인슐린을 과다하게 생산하는 인슐리노마(췌도 종양)와 당뇨병약제나 인슐린의 과잉 투여, 장시간의 노동 및 운동 등이 그 원인이다.

☞ 아밀라아제(정상 범위 = 55~210단위)

전분 등의 탄수화물을 말토오스(Maltose) 와 포도당으로 분해하는 소모 효소이다. 췌장과 수액선에서 분비되어 췌장염이나 췌장암, 수액선 질병이 발병하면 아밀라아제 수치가 상승한다.

☞ HbAIC(헤모글로빈AIC, 정상 범위 = 3.5~5.8%)

공복 시 혈당 수치는 전날 과식하거나 알코올을 과다 섭취하면 올라간다. 반대로 전날 소식하고 운동을 잘했을 경우 떨어진다. 이처럼 전날의 생활 상태에 따른 혈당치의 차이를 무시해도 좋은 것이 HbAIC이다.

HbAIC는 적혈구의 Hb(헤모글로빈)가 혈중 포도당과 결합한 것이다. 적혈구의 수명은 120일이며 그 기간 동안 서서히 결합한다. 때문에 과거 2~3개월의 혈당 상태를 반영한다. 결국 HbAIC검사는 당뇨병의 중증도를 단적으로 나타낸다. HbAIC 수치가 6.5% 이내일 경우에는 당뇨병의 세 가지 증상인 망막증과 신부전, 신경 마비는 초래되지 않는다고 알려졌다. 따라서 당뇨병 환자는 HbAIC가 6.5% 이내가 되도록 노력한다.

간염의 종류를 알 수 있는 항원, 항체

☞ HBs항원, HBs항체(정상 = 음성)

HBs항원은 대개 B형 간염 바이러스를 말한다. HBs항체는 그것을 퇴치하기 위한 B림프구가 만들어내는 '면역 단백' 글로불린을 뜻한다.

HBs항원이 (+), 즉 양성이고 HBs항체가 (—), 즉 음성이라면 B형 간염에 걸렸거나 병에 걸리지는 않았어도 B형 간염 바이러스의 원인이 된다. 때문에 언제든 발병할 수 있는 상태를 나타낸다.

☞ HCV항체(정상 = 음성)

C형 간염에 감염되면 HCV항체는 (+), 즉 양성이 된다. C형 간염은 간경변증, 간장암의 주원인이다.

암의 존재를 알리는 종양 마커

종양 마커는 정상적인 건강 세포에서는 생산되지 않고 암세포에서만 만들어진다. 또한 종양 마커는 암의 존재 여부와 재발 및 전이의 진단에도 도움이 된다. 그러나 암이 일정 크기 이상이 되지 않으면 혈액 중 출현하지 않는 경우가 많고 또 다른 양성 질환에서 생산되기도 한다. 아주 건강한데도 종양 마커가 존재하는 사람도 있다. 반대로 종양 마커가 음성이라도 암이 존재하지 않는다고 단정할 수 없다. 그러므로 아직까지는 종양 마커의 존재를 암의 존재와 100% 연결할 수는 없다.

단, 치료 전에 양성이던 종양 마커가 치료(수술, 방사선 치료, 항암제 투여)를 통해 음성화되는 경우가 있다. 한 번 음성화된 종양 마커가 다시 양성화하면 X선 검사 등의 여러 가지 검사로 발견되기 전에 암의 재발과 전이를 예측할 수 있는 경우가 많다.

☞ CEA(Carcino embryonic antigen, 태아성암항원, 정상 수치 = 5나노그램/㎖)

위, 폐, 유방, 췌장, 대장의 암에 의해 정상 범위 이상의 수치가 된다. 단, 당뇨병, 간염, 간경변증, 만성 췌장염, 만성 기관지염, 골수 흡연자의 경우도 정상 범위 이상의 수치가 될 수 있다.

☞ CA125(Cancer Antigen 125, 정상 범위 = 40U/㎖ 이하)

난소암의 약 70%가 정상 범위 이상의 수치를 나타낸다.

☞ AFP(α—Feto Protein, 알파태아단백. 정상 범위 = 10나노그램/㎖/ 이하)

원발성 간장암의 80~90%가 정상 범위 이상의 수치를 나타내고 고환 종양에서도 정상 범위 이상의 수치가 된다.

그 밖에 췌장암의 80~90%에서 CA19—9(정상 범위 = 37U/㎖ 이하)가 정상 범위 이상이 된다. 또 전립선암의 약 65%에서 PAP(혈청산 포스파타아제. 정상 범위 = 3.0U/㎖ 이하)가 정상 범위 이상의 수치를 나타낸다. 전립선암의 종양 마커로는 PSA(전립선특이항원. 정상 범위 = 4.0나노그램/㎖ 이하)도 있다.

혈액으로 판단 가능한 건강과 질병

☞ **적혈구**(정상 범위 = 남자 430만~570만 개/㎣, 여자 370만~500만 개/㎣)

☞ **혈색소**(정상 범위 = 남자 13.5~17.5g/dℓ, 여자 11.3~15.2g/dℓ)

적혈구가 붉은 이유는 적혈구 중의 혈색소(헤모글로빈)가 붉기 때문이다. 헤모글로빈의 '헤모'는 철을 포함한 색소이고 '글로빈'은 단백질을 말한다. 적혈구는 골수에서 만들어져 약 120일의 수명이 다한 후 주로 비장에서 파괴된다.

● 빈혈의 경우

빈혈은 세 가지 종류로 나뉜다.

첫째는 혈색소가 감소하는 형태의 저색소성 빈혈이다. 적혈구 수는 정상이지만 각각의 적혈구 색이 엷다. 이는 철이 부족해서 일어나므로 철 결핍증 빈혈이라고도 한다. 음식물에서의 철분 섭취가 부족하거나 장에서의 철분 흡수가 제대로 이루어지지 않아 일어난다. 성인의 철 결핍증 빈혈은 위, 십이지장궤양, 치질, 자궁근종, 월경 과다 등 출혈성 질병이 잠재된 경우가 대부분이다.

둘째는 혈색소의 양은 정상이지만 적혈구 수가 감소하는 형태의 고색소성 빈혈이다. 각각의 적혈구의 색이 짙다. 이 형태에는 악성 빈혈(비타

당신의 혈액 (기록용)

구분	세부	항목	정상 범위	측정치
영양 상태		총 단백질	6.5−8.0	
		A/G	1.6−2.4	
간기능검사	간세포의 상태	GOT	10−40	
		GPT	5−45	
		LDH	200−450	
	담도의 상태	LAP	30−70	
		ALP	70−250	
		γ−GTP	♂ 0−60	
			♀ 0−35	
	간의 힘	콜린에스테라아제	3.7−7.8 ×10³	
신기능검사	신기능	요소 질소	8−21	
		크레아티닌	0.7−1.3	
	통풍	요산	♂ 3.5−7.9	
			♀ 2.6−6.0	
지질검사		총 콜레스테롤	120−220	
		HDL−C	♂ 40−70	
			♀ 45−75	
		β−리포단백	200−600	
		중성지방	50−150	
기타				

구분	항목	정상 범위	측정치
염증반응	CRP	0.4이하	
	RA	(−)	
췌장기능검사	혈당	60−110	
	아밀라아제	55−210	
	HbAIC	3.5−5.8%	
간염의 종류	HBs항원	(−)	
	HBs항체	(−)	
	HCV항체	(−)	
종양마커	CEA	5ng/ml 이하	
	CA19−9	37U/ml 이하	
	CA125	40U/ml 이하	
	AFP	10ng/ml 이하	
	PSA	4ng/ml 이하	
혈구	적혈구	♂ 430만−570만	
		♀ 370만−500만	
	혈색소	♂ 13.5−17.5	
		♀11.3−15.2	
	혈소판	12만−35만	
	백혈구 4000 ~ 8000	호중구(40−70%)	
		림프구20−55	
		단구(대식세포)0−8	
		호산구0−6	
		호염기구0−2	
혈침	♂	1−10	
	♀	2−15	
혈압		100~140/50~90	

민B12 부족) 및 음주 과다에 의한 빈혈 등이 있다.

세 번째는 적혈구의 수와 혈색소의 양이 함께 감소하는 형태의 정색소성 빈혈(正色素性貧血)이다. 각각의 적혈구 색은 정상이다. 이와 같은 빈혈에는 암성 빈혈, 재생 불량성 빈혈, 만성병에 의한 빈혈 등이 있다.

● 다혈증의 경우

적혈구가 600만 개/㎣ 이상이고 혈색소의 양이 18g/*dl* 이상이며 다혈증이라고 한다. 여기에도 두 가지 종류가 있다. 첫째는 진성다혈증이다. 골수에서의 조혈량이 이상적으로 많아지고 혈소판 수나 백혈구 수도 병행해 증가하기 때문에 장래 백혈병이 될 위험성이 있다.

둘째는 증후성 다혈증이다. 예를 들면 만성 기관지염, 폐기종, 심장 판막증 등으로 체내로의 산소 공급이 부족하면 이를 보충하기 위해 산소를 모으는 적혈구가 증가한다. 고산병, 골수 흡연자의 경우도 이와 동일하다. 그리고 설사, 화상, 이뇨제의 과다 복용 등으로 탈수 상태가 됐을 때도 다혈증이 된다. 다혈증이 되면 뇌경색, 심근경색 등의 혈전증을 일으키기 쉽다.

☞ **혈소판**(정상 범위 = 12만~35만 개/㎣)

혈소판은 지혈의 주 역할을 하는 혈구이다. 이 혈소판 수가 증가하면 혈관 내에서 혈액이 응고해 뇌혈전이나 심근경색을 일으키기 쉽다.

혈소판 수의 증가는 다혈증이나 만성 골수성 백혈병 등 골수에서 혈소판의 조혈 과다를 일으킨다. 그 밖에 고지혈증, 고단백혈증, 고혈당증, 그리고 과식이나 운동 부족에 의한 영양 과잉 질환과 스트레스로도 가끔 혈소판 수가(적혈구 수도)증가한다. 이로 인해 혈관 내에 혈전을 일으키기가 쉬워진다. 반대로 혈소판 수가 적어지면 쉽게 출혈이 일어난다(출혈 경향). 그 원인으로는 재생 불량성 빈혈이나 급성 백혈병 외에 자기면역질환의 하나인 혈소판감소성 자반병 등이 있다.

혈소판 수가 2만 개/㎣ 이하가 되면 혈뇨와 외상시의 지혈 곤란, 위장에서의 출혈뿐 아니라 뇌출혈의 위험성도 증가한다.

☞ **백혈구**(정상 범위 = 4,000～8,000개/㎣)

백혈구에 대해서는 앞장에서 이야기한 바와 같이 다섯 종류이고 각각 각종 질병에 대한 예방이나 치유에 관여한다.

호중구는 백혈구 중에서도 가장 많은 50～60%를 차지하며 탐식, 살균 작용을 한다. 폐렴이나 담낭염 등 각종 감염증에 걸리면 증가하고 육체적 스트레스(통증, 피로, 한랭, 심한 더위 등)나 정신적 스트레스에 따라서도 증가한다. 그러므로 백혈구 수가 증가하면 몸에 어떤 이상이 발생했다고 생각해도 좋다.

반대로 백혈구가 3,000개/㎣ 이하가 되면 백혈구 감소증이라고 한다. 골수에서 호중구의 조혈 능력이 저하함에 따른 호중구의 감소를 말한다.

원인에는 재생 불량성 빈혈 외에 항생 물질, 항암제, 진통제, 해열제, 항갑상선제 등 화학 약품의 부작용을 생각할 수 있다. 또 한방에서 말하는 음성 체질(냉기)에서는 가끔 백혈구 수의 감소가 보인다. 백혈구는 주로 비장에서 파괴되기 때문에 간경변증과 같이 비종을 동반한 질병으로도 백혈구 수가 감소될 수 있다.

☞ **혈침**(정상 범위 = 남자 1~10㎜/시간, 여자 2~15㎜/시간)

혈액에 항응고제를 넣어 응고를 방지한 후 눈금이 있는 촘촘한 유리관에 넣고 수직으로 세우면 시간이 흐름에 따라 혈구(주로 적혈구)가 가라앉는다. 이 속도를 '적혈구 침강 속도', 줄여서 '적침' 혹은 '혈침'이라고 부른다. 매우 단순한 검사이나 폐결핵이 맹위를 떨치던 시대에는 이 혈침 수치로 입퇴원을 결정할 정도로 중요시했다. 혈침의 항진(수치의 증가)은 체내에 염증이 존재하고 피브리노겐(섬유소원)이나 글로불린(면역 단백), CRP(C반응성 단백)등의 단백질이 증가했을 때 일어난다.

또 빈혈로 적혈구가 적어지는 경우와 영양 실조, 그리고 암, 류머티즘, 만성 간염 등의 만성 질환에 의한 영양 저하(영양 단백인 알부민의 감소나 글로불린의 증가)에서도 혈침의 항진이 일어난다. 즉, 혈침은 어디에 병이 있는지 알 수 없으나 건강 여부를 판별하기 위해서는 매우 중요한 검사이다.

혈침이 50㎜/시간 이상인 경우에는 자각 증상이 없어도 '반드시 어떤 질병에 걸려 있다' 고 생각해야 하며 정밀 검사가 필요하다. 혈침 수치가 작은 경우나 갑자기 작아졌을 경우에는 탈수 상태 등에 의한 다혈증을 의심할 수 있다.

이상으로 혈액 검사 수치 읽는 법을 검사 항목 순서대로 살펴봤다. 인간 도크나 건강 검진을 할 때 검사 결과 나온 수치를 읽어서 이해가 되면 건강 상태의 자기 체크도 가능해진다.

다음 페이지에서는 독자의 혈액(기록용)을 이용하기 바란다. 자신이 받은 검사의 종류 수가 적어도 대강의 건강 상태는 파악할 수 있다.

혈액 검사로 알 수 있는 질병과 알 수 없는 질병

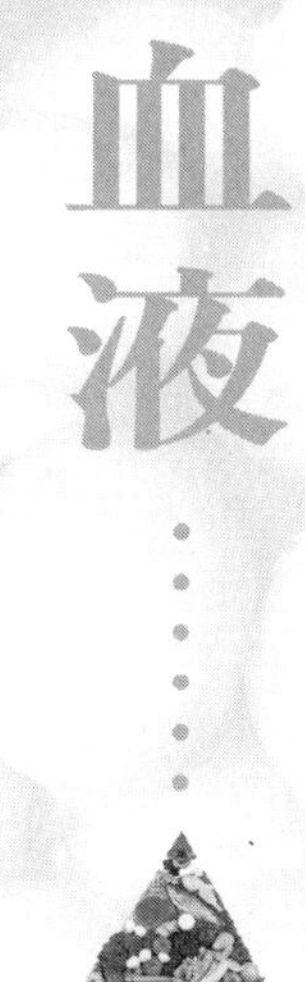

증상에 따른 식사 요법과 운동법

앞장에서는 혈액 검사의 각 항목에 대해 자세히 설명했으나 이 장에서는 이에 따른 구체적인 사례를 검토해 보자.

암을 비롯해 만성 류머티즘, 자궁근종, 고지혈증 등까지 여러 가지 실례가 등장한다. 게다가 각 사례에서는 어떤 대책을 취해야 하는지에 대해서도 자세히 설명했다.

172페이지의 표는 B(50세, 회사원. 신장 172㎝, 체중 86㎏)의 혈액 검사 결과이다. 신장과 체중만 보아도 비만이라고 진단할 수 있다.

B는 쉽게 피곤해지고 술이 약해졌다고 호소한다. 그러나 검사 결과의 일람표를 대충 훑어보면 '영양 과잉' 상태임을 알 수 있다. B는 아마도 차장이나 부장쯤의 중간 관리직으로 임원과 부하 사이에서 샌드위치가 되어 스트레스를 받고 있을 것이다. 그리고 운동이 부족하며 고객과의 빈번한 술자리로 나날을 보내고 있음을 짐작할 수 있다.

검사 수치를 구체적으로 훑어보기로 하자.

· GOT, GPT, LDH 등의 간세포에서 나온 효소의 수치가 높기 때문에 간 장애가 있다. 하지만 앞서 말한 대로 GPT 수치 〉 GOT 수치이므로 그리 만성화는 되지 않은 듯하다.

B의 혈액(50세, 회사원) 172㎝, 86㎏

			정상 범위	측정치
영양 상태		총 단백질	6.5–8.0	8.3
		A/G	1.6–2.4	1.7
간기능검사	간세포의 상태	GOT	10–40	82
		GPT	5–45	96
		LDH	200–450	508
	담도의 상태	LAP	30–70	82
		ALP	70–250	288
		γ–GTP	♂ 0–60	255
			♀ 0–35	
	간의 힘	콜린에스테라아제	3.7–7.8 ×10³	9.3
신기능검사	신기능	요소 질소	8–21	17
		크레아티닌	0.7–1.3	1.1
	통풍	요산	♂ 3.5–7.9	8.8
			♀ 2.6–6.0	
지질검사		총 콜레스테롤	120–220	272
		HDL–C	♂ 40–70	38
			♀ 45–75	
		β–리포단백	200–600	820
		중성지방	50–150	306
기타				

		정상 범위	측정치
염증반응	CRP	0.4이하	0.1
	RA	(–)	(–)
췌장기능검사	혈당	60–110	142
	아밀라아제	55–210	138
	HbAIC	3.5–5.8%	6.5
간염의 종류	HBs항원	(–)	(–)
	HBs항체	(–)	(–)
	HCV항체	(–)	(–)
종양마커	CEA	5ng/㎖이하	2.0
	CA19–9	37U/㎖이하	
	CA125	40U/㎖이하	
	AFP	10ng/㎖이하	3.0
	PSA	4ng/㎖이하	
혈구	적혈구	♂ 430만–570만	592만
		♀ 370만–500만	
	혈색소	♂ 13.5–17.5	19.0
		♀11.3–15.2	
	혈소판	12만–35만	38만
	백혈구 4000 ~ 8000 9,000	호중구(40–70%)	75
		림프구20–55	18
		단구(대식세포)0–8	5
		호산구0–6	2
		호염기구0–2	0
혈침	♂	1–10	15
	♀	2–15	
혈압		100~140/50~90	166/98

· LAP, ALP, γ－GTP등의 담도계 효소 수치가 높다. 특히 γ－GTP 수치가 높기 때문에 알코올의 과음이 추측된다.

· 콜린에스테라아제 수치가 높고 중성지방 수치가 높아 지방간이 우려된다.

· 총 단백질, 총 콜레스테롤, 요산, 적혈구가 많으므로 영양 과잉 상태이다.

· 백혈구가 많은 것은 비만으로 체내에 노폐물이 많아졌기 때문이다(흡연의 영향도 의심된다). 또한 호중구가 많고 림프구가 적으므로 스트레스(교감 신경의 긴장)와 면역력 저하가 의심된다. CRP(염증 수치)가 정상 범위이므로 염증(폐렴, 담낭염 등)은 존재하지 않는다. 따라서 백혈구가 증가하는 것은 다음의 이유라고 생각해도 좋다.

· HBs항원, HCV항체는 (－), 즉 음성으로 B형 간염이나 C형 간염은 존재하지 않는다. CEA나 AFP라고 하는 종양 마커 수치도 정상으로 간장암은 존재하지 않는다.

· 혈당 수치와 HbA1c의 수치도 높기 때문에 당뇨병이 존재한다.

· 총 콜레스테롤과 중성지방, β－리포단백이 많고 HDL 콜레스테롤이 적기 때문에 동맥 경화가 일어난다. 적혈구나 혈소판이 많으므로 방치해 두면 수년 이내에 뇌혈전이나 심근경색에 걸릴 가능성이 많다.

· 요산 수치가 높아 통풍 발작이 이미 일어났거나 곧 일어나리라고 추측할 수 있다.

『진단』

1. 알코올성 지방간　　2. 당뇨병

3. 통풍(혹은 그 위험성)　　4. 고지혈증(동맥 경화)

여기서 다음과 같은 대책을 권한다.

『대책』

· 현재 86kg의 체중을 75kg까지 뺀다. 그 방법으로 다음과 같은 식단의 식사 요법을 한다.

☞ 아침

알아두기!

고지혈증을 예방하고 뇌의 활동을 좋게 하는 두부

두부는 영양학적으로는 아주 뛰어난 식물성 단백질과 고지혈증을 예방하는 리놀레산(linoleic acid)과 불포화 지방산, 뇌의 활동을 좋게 하는 대두 레시틴(soybean lecithin), 칼슘, 칼륨, 아연, 철, 등의 미네랄, 비타민B1, B2, E를 균형있게 함유한 건강 식품이다. 게다가 소화 흡수율이 거의 100%에 달해 위장병을 앓는 사람이나 어린이, 노약자에게 아주 훌륭한 영양 보충 식품이다. 옛날 고승들 중에 채식만 하고도 장수했던 사람들이 있었던 것은 이렇게 다양한 영양소를 포함하고 있는 두부의 덕분이라 해도 과언이 아닐 것이다.

당근 2개(약 400g)와 사과 1개(약 200g)를 믹서에 갈아 생 주스 2.5잔(당근 약 200cc, 사과 약 200cc)을 만들어 천천히 씹어 마신다.

☞ 점심

메밀국수나 장국에 말은 메밀국수를 먹는다(메밀국수의 효능에 대해서는 이미 설명했다).

☞ 저녁

종전과 같이 자택이나 회식에서 알코올을 포함해 무엇을 섭취해도 좋다.

단, 가능한 채소와 어패류 중심의 가정식을 중심으로 한다. 특히 어패류는 HDL 콜레스테롤(몸에 좋은 콜레스테롤)을 증가시키고 총 콜레스테롤과 중성지방을 감소시켜 동맥 경화를 예방하는 EPA(에이코사펜타엔산)이나 타우린을 포함하고 있으므로 크게 도움이 된다.

· 집에서 역까지 이동시 도보로 할 것.

· 휴일이나 한가한 시간을 이용해 적극적으로 사우나를 하고 체내에 여분의 수분이나 염분, 노폐물을 배설하도록 노력한다.

· 차나 홍차, 생강홍차(홍차에 생강 즙을 몇 방울 넣고 흑설탕 혹은 벌꿀을 넣은 것)는 적절하게 마셔도 좋다.

『결과』

이 생활 처방전을 실행하고 3일째부터는 배변이 수월해지고 배뇨의 양도 놀랄 정도로 증가했다. 땀도 잘 흘리게 됐다. 체중은 1개월 후 4kg 줄고 2개월 후에는 6kg, 3개월 후에는 8kg, 6개월 후에는 10kg이 줄어 76kg이 됐다. 심신 모두 경쾌해졌다. 이때 γ—GTP 수치 = 70이라는 다소 높은 수치를 제외한다면 모든 검사 수치가 정상화됐다.

당뇨병에는 하반신의 약화를 개선하라

혈액 검사 수치를 읽는 방법과 증상에 따른 대책에 대해 말해 보자.

178페이지의 표는 C(60세, 회사 사장. 신장 168㎝, 체중 54㎏)의 혈액 검사 결과이다. C는 만성 피로와 부종 및 현기증을 호소하고 있으나 검사 수치에서 다음과 같은 점을 발견할 수 있다.

· 총 단백, A/G, 콜린에스테라아제 수치가 낮고 빈혈(적혈구가 적다)이 존재하기 때문에 어떤 만성병의 가능성이 우려된다.

· 요소 질소, 크레아티닌, 요산 수치가 높기 때문에 신장 기능 장애가 있다.

· 혈당 수치와 HbA1c 수치가 상당히 높으므로 심한 당뇨병이 있다.

· 신장 기능의 저하로 혈중 단백질이 누출(단백뇨)되어 혈액의 점조도가 너무 저하된 상태이다(저단백혈증). 때문에 일어나는 부종을 막기 위해 콜레스테롤 수치가 상승하고 있다(306㎎/*dl*)고 판단된다.

· 혈침도 68㎜/시간으로 높고 빈혈 증상도 상당하므로 전신 상태가 좋지 않다.

· γ—GTP의 높은 수치는 계속되는 음주 내지는 체력 저하 = 냉기로 수분의 배설이 나쁜 상태(혹은 수분의 과잉 섭취)를 나타낸다.

C의 혈액(60세, 회사 사장) 168㎝, 54㎏

구분		항목	정상 범위	측정치
영양 상태		총 단백질	6.5—8.0	5.6
		A/G	1.6—2.4	0.9
간기능검사	간세포의 상태	GOT	10—40	32
		GPT	5—45	36
		LDH	200—450	404
	담도의 상태	LAP	30—70	36
		ALP	70—250	88
		γ—GTP	♂ 0—60 ♀ 0—35	96
	간의 힘	콜린에스테라아제	3.7—7.8 ×10³	2.4
신기능검사	신기능	요소 질소	8—21	54
		크레아티닌	0.7—1.3	4.8
	통풍	요산	♂ 3.5—7.9 ♀ 2.6—6.0	8.2
지질검사		총 콜레스테롤	120—220	306
		HDL—C	♂ 40—70 ♀ 45—75	38
		β—리포단백	200—600	598
		중성지방	50—150	130
기타				

구분	항목	정상 범위	측정치
염증반응	CRP	0.4이하	2.2
	RA	(—)	(—)
췌장기능검사	혈당	60—110	232
	아밀라아제	55—210	208
	HbAIC	3.5—5.8%	9.6
간염의 종류	HBs항원	(—)	(—)
	HBs항체	(—)	(—)
	HCV항체	(—)	(—)
종양마커	CEA	5ng/*ml* 이하	10
	CA19—9	37U/*ml* 이하	
	CA125	40U/*ml* 이하	
	AFP	10ng/*ml* 이하	2
	PSA	4ng/*ml* 이하	
혈구	적혈구	♂ 430만—570만 ♀ 370만—500만	304만
	혈색소	♂ 13.5—17.5 ♀11.3—15.2	9.6
	혈소판	12만—35만	13만
	백혈구 4000～8000 10,600	호중구(40—70%)	73
		림프구20—55	17
		단구(대식세포)0—8	5
		호산구0—6	4
		호염기구0—2	1
혈침	♂	1—10	68
	♀	2—15	
혈압		100～140/50～90	180/110

· 백혈구와 호중구가 많고 림프구가 적어 몸에 대한 부담이 크고 전신 상태가 좋지 않다.

이상의 결과에서 다음의 진단을 내릴 수 있다.

1. 당뇨병성 신증(신부전)　　2. 저단백혈증(영양 저하 = 전신 상태 저하)

따라서 다음과 같은 대책을 취하도록 권한다.

『대책』

· 음식물은 철저히 씹어 먹고 반드시 식사량의 80% 정도만 섭취한다.

☞ 아침

당근 2개와 사과 반 개, 양파 30g으로 생 주스 2잔 반 정도(당근 약 240cc, 사과 약 100cc, 양파 약 20cc)를 만들어 천천히 씹어 마신다. 그 후 생강홍차 한두 잔을 마신다.

☞ 점심 및 저녁

현미식으로 반 공기 내지는 한 공기, 양파와 무을 얇게 썰어 미역을 함께 넣은 샐러드(간장으로 드레싱), 톳 볶음, 양념우엉, 생강 절임(홍생강으로도 가능)을 식사 때마다 섭취한다.

그 밖에 A(흰 살생선), B(새우, 게, 오징어, 문어, 조개류 등의 어패류), C(근채류의 조림), D(명태 알, 혹은 소금꽁치 또는 절임) 중 한 가지를 골라 먹는다.

생강홍차는 몸을 따뜻하게 하고 당분의 연소를 원활히 한다. 더불어 생강에 포함된 아연은 인슐린의 생성에도 도움이 된다. 현미, 톳, 우엉, 해조류 등에 풍부하게 포함된 식이섬유는 당분이 혈액으로 흡수되는 것을 억제하고 혈당의 상승을 막는다. 양파에 포함된 글루코키닌과 어패류에 포함된 타우린에는 혈당 강하 작용이 있다.

당뇨병인 사람은 예외없이 대퇴부, 다리 등의 하반신 근육이 약해져 있다. 당분의 대부분은 근육에서 연소되며 인간은 모든 근육의 70%가 하반신에 집중되어 있다. 때문에 하반신의 근육이 약해지면 당분이 연소되지 않고 혈액 중에 남아 고혈당(당뇨병)이 된다. 따라서 하반신을 강화하는 것이 당뇨병 예방과 개선으로 이어진다. 이미 설명한 바와 같이 한방의 '상사의 이론' 에서 하반신의 약화는 당근, 우엉, 무 등의 근채와 연근, 참마 등의 지하경(땅속 줄기)을 착실히 섭취하면 좋아진다고 말한다.

· 체력을 고려해 처음에는 산책을 시작하고 최종적으로는 하루 만 보를 목표로 한다.

· 당뇨병 환자는 체온이 36.5℃ 미만으로 저 체온인 사람이 많다. 체온이 상승하면 당분의 연소가 좋아진다. 따라서 소금, 된장, 간장, 명태

알, 멸치, 해물조림, 절임 등 몸을 따뜻하게 하는 음식물을 적극적으로 섭취하도록 한다. 또 목욕이나 사우나 등으로 몸을 따뜻하게 한다.

하반신의 약화(한방에서는 신허라고 한다)를 개선하는 팔미지황환(여덟 종의 생약 중 다섯 가지가 참마 등의 근채나 지하경) 외에 기력 및 체력을 증진시키는 보중익기탕(인삼, 생강, 진피, 대추, 승마 등을 포함)을 의사나 약사와 상담한 후 처방해 받는다.

『결과』

6개월 후 체중은 52kg으로 약간 감소했으나 기력과 체력은 오히려 붙었다. 요산 질소 수치 및 크레아티닌 수치는 전과 비슷하고 신장 기능의 개선은 없으나 악화되지는 않았다. 어쨌든 투석이 필요한 정도까지는 되지 않았다. HbA1c 수치는 4.5%로 완전히 정상화됐다. 이는 당뇨병이 거의 완벽하게 개선됐기 때문이라고 생각된다.

술은 마시지 않는데 γ—GTP 수치가 높은 경우

183페이지의 표는 D(30세, 회사원, 신장 172㎝, 체중 60㎏)의 혈액 검사 결과이다. 외자계 회사의 영업사원인 D는 백색이고 조금 마른 편이다. 건강 검진에서는 입사 시절부터 콜레스테롤 수치나 중성지방 수치가 높다고 했으나 30세가 되어 건강 검진의 결과를 듣고 아연실색했다.

심한 고지혈증이 있고 이 때문에 지방간이었다. 게다가 원인은 알코올의 과잉 섭취라고 생각됐다. 따라서 술은 잠시 마시지 말고 바로 가까운 내과의에게 가서 치료를 받도록 지시를 받았다.

그러나 실제로 D는 술을 즐기지 않는다. 알코올을 받아들이지 않는 체질이다. D는 넋이 나간 얼굴로 이곳 클리닉을 찾아왔다. D는 자각 증상으로 '전신 나태' 를 호소했다. 그리고 술은 즐기지 않으나 영업사원으로서 외출이 많기 때문에 자주 찻집에 들러 커피나 콜라로 목을 축였다고 한다.

특히 여름에는 땀을 많이 흘리기 때문에 수분을 많이 섭취했다. 식사는 육류, 계란, 우유 등의 서구식을 싫어하고 동양식 중심이라고 한다.

183페이지의 혈액 검사표를 보면 다음과 같은 진단을 내릴 수 있다.

· GOT, GPT가 약간 높은 수치이고 γ—GTP 수치가 높다. 콜린에스

D의 혈액(30세, 회사원) 172cm 60kg

			정상 범위	측정치
영양 상태		총 단백질	6.5—8.0	6.9
		A/G	1.6—2.4	1.9
간기능검사	간세포의상태	GOT	10—40	85
		GPT	5—45	80
		LDH	200—450	404
	담도의상태	LAP	30—70	78
		ALP	70—250	266
		γ—GTP	♂ 0—60	158
			♀ 0—35	
	간의힘	콜린에스테라아제	3.7—7.8 ×10³	8.9
신기능검사	신기능	요소 질소	8—21	17
		크레아티닌	0.7—1.3	0.8
	통풍	요산	♂ 3.5—7.9	7.0
			♀ 2.6—6.0	
지질검사		총 콜레스테롤	120—220	352
		HDL—C	♂ 40—70	35
			♀ 45—75	
		β—리포단백	200—600	908
		중성지방	50—150	1,250
기타				

		정상 범위	측정치
염증반응	CRP	0.4이하	0.2
	RA	(—)	(—)
췌장기능검사	혈당	60—110	108
	아밀라아제	55—210	118
	HbAIC	3.5—5.8%	5.3
간염의종류	HBs항원	(—)	(—)
	HBs항체	(—)	(—)
	HCV항체	(—)	(—)
종양마커	CEA	5ng/ml이하	3
	CA19—9	37U/ml이하	
	CA125	40U/ml이하	
	AFP	10ng/ml이하	4
	PSA	4ng/ml이하	
혈구	적혈구	♂ 430만—570만	401만
		♀ 370만—500만	
	혈색소	♂ 13.5—17.5	12.7
		♀11.3—15.2	
	혈소판	12만—35만	13만
	백혈구 4000 ~ 8000 6,200	호중구(40—70%)	55
		림프구20—55	35
		단구(대식세포)0—8	5
		호산구0—6	3
		호염기구0—2	2
혈침	♂	1—10	19
	♀	2—15	
혈압		100~140/50~90	110/88

테라아제의 수치도 높기 때문에 '알코올성 지방간' 이라는 진단이 나온다.

· 비만이 아닌데도 총 콜레스테롤 수치가 352, 중성지방 수치가 1,250이란 결과는 동양인으로서는 이상하게 높다.

· 적혈구는 401만 개로 젊은 남성으로서는 약간 빈혈 경향이 있다. 이는 고지혈증 때문이며 혈액이 끈적끈적해져 있다. 일반적으로 적혈구가 존재하면 혈전을 일으키므로 이를 막기 위함이다.

· HBs항원이나 HCV항체 모두 (—), CEA 수치, AFP 수치도 정상 범위이므로 바이러스성 간염이나 악성 종양은 없는 듯하다.

· 술은 마시지 않고 육식을 주로 하는 서구식 중심도 아닌데 γ—GTP, 총 콜레스테롤, 중성지방의 각 수치가 높다. 이는 한방에서 말하는 수독 때문이다(수독증에 대해서는 이미 몇 번 다루었다). 커피, 차, 청량음료 등의 수분을 많이 섭취해 배설이 나빠지면 몸을 차게 하고 콜레스테롤이나 지방의 연소를 방해해 고지혈증을 초래한다. 또 여분의 수분은 체내 수부의 흐름을 정체시킨다. 간장의 담즙이라는 수분의 흐름이 나쁘면 γ—GTP 수치가 상승한다. 알코올을 마시지 않아도 γ—GTP 수치가 높은 것은 그 때문이라고 추측할 수 있다.

『진단』

1. 수독증(한방 진단)　2. 지방간(서양 의학 진단)

『대책』

· 물, 차, 커피, 청량음료 등 몸을 차게 하고 체내 수분의 배설을 방해하는 수분(음료)의 섭취를 그만둔다. 그리고 홍차, 허브티, 다시마 차, 생강홍차 등 체온을 따뜻하게 하고 진혈류를 좋게 하며 배뇨나 발한을 촉진하는 수분(음료)을 섭취한다.

· 소금, 된장, 간장, 명태 알, 멸치 절임, 해물 조림 등 몸을 따뜻하게 하는 음식을 착실히 섭취하도록 한다.

· 목욕, 사우나, 산책이나, 스포츠 등으로 몸을 따뜻하게 하고 발한, 배뇨를 촉진한다.

『결과』

6개월 후 체중은 2kg밖에 감소하지 않았으나 이전과 비교해 배뇨량이 놀랄 정도로 증가했다. 35.7℃밖에 되지 않던 체온은 36.4℃로 상승했다. 총 콜레스테롤 수치는 250으로 약간 높은 수치이나 중성지방 수치는 152㎎/*dl*로 거의 정상화됐다. GOT 수치와 GPT 수치도 정상화해 지방간의 증상 또한 없어졌다.

수명 연장을 위해 NK세포의 증강에 힘쓰라

187페이지의 표는 E(54세, 회사원, 신장 168㎝, 체중 65㎏)의 혈액 검사 결과이다. E는 한 달간 계속된 감기가 좀처럼 낫지 않고 미열과 기침을 계속해 식욕도 없었다. 그리고 1년 정도 전부터 대변에 피가 섞여 나오는 경우가 있었다(하혈). 그러나 젊을 때부터 치질이 있었기 때문이라고 생각하고 별로 신경 쓰지 않았다. 그러나 호흡기과를 방문하자 혈액 검사 결과가 표와 같이 나왔다. 그리고 흉부 뢴트겐 검사 결과, 폐에 그림자가 있는 것 같았다. 정밀검사가 필요해 종합병원을 소개받게 됐다. 혈액 검사 결과에서 다음과 같은 점을 짐작할 수 있었다.

· 총 단백이 8.4g/*dl*로 많아 언뜻 보면 영양 상태가 양호한 것으로 보인다. 그러나 A/G 비율이 저 수치이므로 '영양 단백' 인 알부민의 감소와 '면역 단백' 인 글로불린의 증가에 의한 영양 불량 상태가 추측된다. 콜린에스테라아제가 낮은 점도 이를 뒷받침한다.

· GOT, GPT, LDH, LAP, ALP, γ-GTP 등 간 기능 수치의 상승으로 간 기능 이상이 확실하다. 그러나 HBs항원 및 HCV항체 모두 (−)로 AFP도 정상이므로 원발성 간장암에 대해서는 부정적이다.

· 단, CEA 수치가 높고 하혈이 계속되므로 대장암이 우려된다. 비정

E의 혈액(54세, 회사원) 168㎝ 65㎏

			정상 범위	측정치
영양 상태		총 단백질	6.5—8.0	8.4
		A/G	1.6—2.4	1.2
간기능검사	간세포의 상태	GOT	10—40	66
		GPT	5—45	70
		LDH	200—450	1,590
	담도의 상태	LAP	30—70	82
		ALP	70—250	302
		γ—GTP	♂ 0—60 ♀ 0—35	82
	간의 힘	콜린에스테라아제	3.7—7.8 ×10³	3.1
신기능검사	신기능	요소 질소	8—21	15
		크레아티닌	0.7—1.3	0.9
	통풍	요산	♂ 3.5—7.9 ♀ 2.6—6.0	8.3
지질검사		총 콜레스테롤	120—220	265
		HDL—C	♂ 40—70 ♀ 45—75	45
		β—리포단백	200—600	700
		중성지방	50—150	280
기타				

		정상 범위	측정치
염증반응	CRP	0.4이하	2.5
	RA	(—)	(—)
췌장기능검사	혈당	60—110	102
	아밀라아제	55—210	
	HbAIC	3.5—5.8%	5.2
간염의 종류	HBs항원	(—)	(—)
	HBs항체	(—)	(—)
	HCV항체	(—)	(—)
종양마커	CEA	5ng/㎖이하	35
	CA19—9	37U/㎖이하	
	CA125	40U/㎖이하	
	AFP	10ng/㎖이하	3
	PSA	4ng/㎖이하	
혈구	적혈구	♂ 430만—570만 ♀ 370만—500만	352만
	혈색소	♂ 13.5—17.5 ♀11.3—15.2	10.8
	혈소판	12만—35만	30만
	백혈구 4000~8000 11,500	호중구(40—70%)	78
		림프구20—55	16
		단구(대식세포)0—8	3
		호산구0—6	2
		호염기구0—2	1
혈침	♂	1—10	58
	♀	2—15	
혈압		100~140/50~90	1138/86

상적인 LDH의 높은 수치로 암도 의심할 수 있다.

· 적혈구, 혈색소가 낮고 약간의 빈혈 증상이 있는 것도 만성 질환의 존재를 의심하게 한다. 폐의 음영도 대장암이 폐로 전이됐음을 추측할 수 있다.

· 고콜레스테롤증, 고중성지방혈증, 고요산혈증으로 보아 E는 장기간 서구식 식생활을 했다고 추측된다.

· 백혈구와 호중구의 증가, 또는 CRP의 높은 수치로 가벼운 염증(전이성 폐암 주위의 염증)이 의심된다.

『진단』

1. 대장암　2. 전이성 간장암　3. 전이성 폐암

『대책』

· 원발성 대장암의 적출 수술은 방법이 없다 해도 그 후 간장이나 폐의 전이성 암의 치료법은 문제가 된다. 전이소가 1~2개에 한정되면 수술로 적출할 수 있으나 작은 다발소가 존재한다면 화학 요법으로 치료해야 한다. 어쨌든 서구식 식사와 결별하고 동양식 중심의 식사로 바꿔야 한다. 특히 해조류나 콩류로 식이 섬유를 충분히 섭취하고 배변을 원활히 하는 것이 우선 중요하다.

· 아침은 당근 2개, 사과 1개, 양배추(종양 세포 억제 작용이 있다) 100g으

로 생 주스 3잔(당근 약 200cc, 사과 약 200cc, 양배추 약 70cc)을 만들어 마신다. 점심과 저녁은 동양식 중심으로 한다. 그리고 생강탕, 생강홍차를 차 대신 마셔 몸을 따뜻하게 한다.

· 체력이 허용하는 범위 내에서 목욕, 산책 등을 한다. 몸을 따뜻하게 해 백혈구를 증가시켜 면역력을 증강시키도록 노력한다.

· 긍정적이고 적극적으로 사고한다. 취미나 좋아하는 일을 해서 NK 세포(Natural Killer Cell)의 활성화에 힘쓴다. 물론 질병의 예방은 힘든 부분이 있다. 그러나 그 원인이 과식과 운동 부족, 변비 등의 나쁜 생활 습관에 있음을 반성하고 체력(면역력)을 증강해 수명 연장을 꾀하도록 최대한 노력한다. 조금이라도 몸 상태에 회복의 기미가 있으면 다음 단계로의 서광이 보일지도 모른다.

『결과』

대장암의 적출에는 성공했으나 간장암과 폐암은 다발성 전이였기 때문에 화학 요법(항암제)이 시행됐다. 그러나 구토, 감염(폐렴) 등의 부작용이 심하게 일어남에도 불구하고 전이병소가 축소되지 않아 본인의 의지로 자택 요양을 개시했다. 먼저 다루었던 생활 요법과 부인의 헌신적인 생강 습포 요법(131페이지 참조)의 실행으로 길어야 1~2년을 살 수 있다는 진단에도 불구하고 9년간이나 더 살았다. 그동안 일반적인 사회 생활을 누렸고 해외 여행도 몇 차례나 다녀왔다. 마지막에는 암성 간부전으로 사망했다.

성인의 철분 결핍성 빈혈은 출혈이 원인

191페이지의 표는 F(42세, 회사원. 신장 171㎝, 체중 64㎏)의 혈액 검사 결과이다.

· 적혈구 수는 정상 범위이나 혈색소가 극단적으로 감소하고 있으므로 '철분 결핍성 빈혈' 이다. 성인의 철분 결핍성 빈혈은 체내에 '출혈' 이 존재한다고 생각해도 좋다. 혈소판이 39만 개/㎣로 증가해 지혈에도 필사적이라는 사실이 그 증거이다. 백혈구도 '출혈' 이라는 비상 사태에 대처하기 위해 9,200개/㎣로 증가했다. 백혈구 중 가장 많은 호중구의 증가 또한 출혈이라는 스트레스에 의한 것이라고 추측된다. 요소 질소 수치가 35㎎/*dl* 으로 높고 언뜻 보면 신장 기능 저하를 생각할 수 있으나 크레아티닌은 정상 수치이다. 때문에 신장 기능 저하는 예상되지 않는다(신장 기능에 대해서는 요소 질소보다 크레아티닌 쪽이 상태를 정확하게 표현한다).

이 요소 질소의 높은 수치는 출혈 때문에 소화관으로 나온 대량의 적혈구나 혈청단백이 소화 및 분해되어 암모니아나 요소와 합성된 결과이다.

· 출혈로 인해 단백을 잃어 총 단백도 6.4g/*dl* 으로 약간 영양 저하의 경향이 있다.

F의 혈액(42세, 회사원) 171cm 64kg

			정상 범위	측정치
영양 상태		총 단백질	6.5—8.0	6.4
		A/G	1.6—2.4	1.7
간기능검사	간세포의 상태	GOT	10—40	30
		GPT	5—45	26
		LDH	200—450	285
	담도의 상태	LAP	30—70	60
		ALP	70—250	180
		γ—GTP	♂ 0—60	33
			♀ 0—35	
	간의 힘	콜린에스테라아제	3.7—7.8 ×10³	3.8
신기능검사	신기능	요소 질소	8—21	35
		크레아티닌	0.7—1.3	0.9
	통풍	요산	♂ 3.5—7.9	7.7
			♀ 2.6—6.0	
지질검사		총 콜레스테롤	120—220	202
		HDL—C	♂ 40—70	45
			♀ 45—75	
		β—리포단백	200—600	360
		중성지방	50—150	65
기타				

		정상 범위	측정치
염증반응	CRP	0.4이하	0.3
	RA	(—)	(—)
췌장기능검사	혈당	60—110	102
	아밀라아제	55—210	
	HbAIC	3.5—5.8%	5.2
간염의 종류	HBs항원	(—)	(—)
	HBs항체	(—)	(—)
	HCV항체	(—)	(—)
종양마커	CEA	5ng/*ml* 이하	2
	CA19—9	37U/*ml* 이하	
	CA125	40U/*ml* 이하	
	AFP	10ng/*ml* 이하	3
	PSA	4ng/*ml* 이하	
혈구	적혈구	♂ 430만—570만	460만
		♀ 370만—500만	
	혈색소	♂ 13.5—17.5	7.8
		♀11.3—15.2	
	혈소판	12만—35만	39만
	백혈구 4000 ~ 8000 9,200	호중구(40—70%)	72
		림프구20—55	22
		단구(대식세포)0—8	4
		호산구0—6	2
		호염기구0—2	0
혈침	♂	1—10	35
	♀	2—15	
혈압		100~140/50~90	118/72

『진단』

1. 소화관 출혈(아마도 십이지장궤양)

『대책』

· 바로 내과를 방문해야 한다.

· 최근에는 궤양의 특효약의 개발로 거의 모든 궤양이 약으로 나을 수 있게 됐다. 수술이 필요없어진 것은 기쁜 소식이다.

· 약의 복용과 함께 양배추를 많이 먹는다. 아침은 당근 2개, 사과 1개, 양배추 100g으로 생 주스 3잔(당근 약 200cc, 사과 약 200cc, 양배추 약 100cc)을 만들어 천천히 씹어 마신다. 점심, 저녁에는 반찬으로 잘게 썬 양배추에 가다랑어 가루를 넣어 간장을 뿌려 먹는다.

· 철분 보급을 위해 검은깨, 검은콩, 팥, 마른 자두, 시금치, 건포도, 김 등의 색이 진한 음식물을 충분히 섭취한다.

『결과』

약의 복용에 의한 내과적 요법과 먼저 말한 생활 요법을 실시해 주치의가 놀랄 정도의 속도로 궤양과 빈혈이 회복됐으며 이후 재발도 없었다.

관절 등의 통증은 '수독'이 원인

G(35세, 회사원. 신장 155㎝, 체중 48㎏)는 사지의 관절통과 손의 뻣뻣함을 호소하며 찾아왔다. 검사 결과(194페이지)에서 다음과 같은 점을 짐작할 수 있었다.

· 류머티즘인자에 반응하는 RA테스트의 측정치가 2(+)로, 혈침도 92㎜/시간으로 높다. 염증 반응을 나타내는 CRP도 3.5㎎/*dl*으로 높은 수치이다. 이상으로 미루어볼 때 '만성 관절 류머티즘'이라고 판정해도 거의 틀림이 없다.

· 적혈구, 혈색소 모두 적고 정색소성 빈혈(적혈구의 크기, 색상 모두 정상인 빈혈)이 상당히 심하다. 따라서 류머티즘에 의한 관절의 염증(이라고 하는 질병)이 상당히 장기간에 걸쳐 계속되고 있다고 추측된다.

· A/G 비가 낮은 수치이고 총 단백의 수치가 높은 것은 만성 염증이 계속됐기 때문이다. 따라서 '면역 단백'인 글로불린이 증가하고 '영양 단백'인 알부민이 감소함을 나타내고 있다.

· 간 기능, 신장 기능 외에 특별히 이상은 없다. 알코올의 과음이 아니라 체내 수분이 정체된 '수독'으로 γ—GTP의 수치가 높다고 생각된다.

G의 혈액(35세, 회사원) 155cm 48kg

			정상 범위	측정치
영양 상태		총 단백질	6.5—8.0	8.8
		A/G	1.6—2.4	0.9
간기능검사	간세포의 상태	GOT	10—40	83
		GPT	5—45	18
		LDH	200—450	218
	담도의 상태	LAP	30—70	66
		ALP	70—250	220
		γ—GTP	♂ 0—60	136
			♀ 0—35	
	간의 힘	콜린에스테라아제	3.7—7.8 ×10³	3.4
신기능검사	신기능	요소 질소	8—21	19
		크레아티닌	0.7—1.3	1.1
	통풍	요산	♂ 3.5—7.9	5.3
			♀ 2.6—6.0	
지질검사		총 콜레스테롤	120—220	245
		HDL—C	♂ 40—70	50
			♀ 45—75	
		β—리포단백	200—600	380
		중성지방	50—150	135
기타				

		정상 범위	측정치
염증반응	CRP	0.4이하	3.5
	RA	(—)	2(+)
췌장기능검사	혈당	60—110	106
	아밀라아제	55—210	200
	HbAIC	3.5—5.8%	5.3
간염의 종류	HBs항원	(—)	(—)
	HBs항체	(—)	(—)
	HCV항체	(—)	(—)
종양마커	CEA	5ng/ml 이하	3
	CA19—9	37U/ml 이하	
	CA125	40U/ml 이하	20
	AFP	10ng/ml 이하	2
	PSA	4ng/ml 이하	
혈구	적혈구	♂ 430만—570만	294만
		♀ 370만—500만	
	혈색소	♂ 13.5—17.5	8.8
		♀11.3—15.2	
	혈소판	12만—35만	23만
	백혈구 4000 ~ 8000 6,600	호중구(40—70%)	70
		림프구20—55	20
		단구(대식세포)0—8	7
		호산구0—6	3
		호염기구0—2	0
혈침	♂	1—10	92
	♀	2—15	
혈압		100~140/50~90	118/70

· GOT 수치는 높으나 GPT 수치는 정상이다. GOT 수치가 높은 것은 근육 때문이다. 사지의 통증으로 보행이나 모든 동작을 할 때 근육에 힘이 들어가고 부담스럽기 때문이다.

· 콜레스테롤 수치가 높은 것은 몸의 '냉기' 와 '수독' 으로 콜레스테롤이라는 '기름' 의 연소가 나빠졌기 때문이라고 생각된다.

『진단』

· 만성 관절 류머티즘

『대책』

· 한방에서는 2천 년 전부터 관절 등의 통증에는 '계지가출부탕' 이라는 약이 사용되어 왔다. 이는 계지, 작약, 생강, 대추, 감초, 창술, 부자로 만드는 약이다. 이들 중 계지, 작약, 생강, 대추, 부자는 몸을 따뜻하게 하고 창술은 이뇨 작용이 있다. 류머티즘의 원인은 '냉기' 와 '수독' 임을 여실히 말해 준다. 따라서 물, 차, 커피, 청량음료수 등의 몸을 차게 하는 수분의 섭취를 자제한다. 그리고 매장향차(매실 장아찌의 과즙을 젓가락으로 짜내고 간장 작은 한 스푼과 생강즙 5cc를 넣은 다음 뜨거운 향차를 붓는다), 생강탕, 생강홍차, 허브 차, 다시마 차 등 몸을 따뜻하게 하며 이뇨 작용이 있는 수분을 취하도록 힘쓴다.

· 식사는 56페이지의 표에 나타낸 양성 식품을 중심으로 간성 식품(양

성 식품과 음성 식품의 중간식품)을 잘 씹어서 적당량만 먹도록 힘쓴다.

특히 생강에는 일반적인 화학 약품 진통제보다 뒤떨어지지 않는 진통 작용이 있다. 때문에 생강홍차 등과 더불어 생강 절임, 홍 생강, 생강 밥 등 매일 충분히 생강을 섭취하도록 노력한다.

· 무리가 없는 범위에서 산책이나 체조 등으로 근육과 관절을 움직여 몸이 따뜻해지도록 한다.

· 목욕, 하반신욕, 온천욕(수욕, 족욕도 가능) 등 몸을 따뜻하게 하는 수단을 많이 이용한다.

· 131페이지의 그림을 참조해 생강 습포를 매일 환부에 사용한다.

『결과』

생강홍차의 음용, 생강 습포의 실행과 생강을 자주 먹는 생활을 계속한 결과 35.3℃밖에 되지 않았던 체온이 36.2℃까지 상승하고 통증의 정도나 범위도 서서히 작아졌다.

약 1년 후 스테로이드호르몬제의 복용을 멀리할 수 있게 됐고 지금은 소염진통제를 하루 2~3회 정도밖에 복용하지 않는다.

여성의 부정 추소는 냉기로부터

H(신장 158㎝, 체중 43㎏)는 '어깨 결림', '두통', '현기증', '생리 불순' 등의 부정 추소로 고민하는 35세의 주부이다.

혈액 검사 결과는 198페이지와 같으나 이 표로 무엇을 생각할 수 있을까?

· 우선 총 단백과 콜린에스테라아제의 수치가 낮기 때문에 '다소 영양 상태 저하'로 추측된다.

· 한편, 총 콜레스테롤과 중성지방의 수치가 높아 '영양 과잉 상태'를 나타내고 있다. 게다가 체형이 마른 체질이기 때문에 모순처럼 보인다.

· '약간의 영양 상태 저하', 즉 체력이 저하됐는데도 왜 고지혈증 '영양 과잉 상태'로 보일까? 이는 약간 높은 γ-GTP 수치로 설명이 가능하다. 즉, G는 알코올의 과음으로 γ-GTP가 높아진 것이 아니라 냉기(체온 저하)로 수분이 체내에 정체되어 콜레스테롤과 중성지방의 연소가 나빠지고 고지혈증을 초래해 γ-GTP가 높아졌다.

· 류머티즘인자에 반응하는 RA테스트가 (+)이기 때문에 류머티즘 기질이 있으나 염증 반응을 보이는 CRP와 혈침의 수치는 정상이므로 현재

H의 혈액(35세, 주부) 158㎝ 43㎏

			정상 범위	측정치
영양 상태		총 단백질	6.5—8.0	6.3
		A/G	1.6—2.4	1.6
간기능검사	간세포의 상태	GOT	10—40	30
		GPT	5—45	20
		LDH	200—450	306
	담도의 상태	LAP	30—70	50
		ALP	70—250	120
		γ—GTP	♂ 0—60	70
			♀ 0—35	
	간의 힘	콜린에스테라아제	3.7—7.8 $\times 10^3$	3.3
신기능검사	신기능	요소 질소	8—21	12
		크레아티닌	0.7—1.3	0.8
	통풍	요산	♂ 3.5—7.9	3.2
			♀ 2.6—6.0	
지질검사		총 콜레스테롤	120—220	250
		HDL—C	♂ 40—70	50
			♀ 45—75	
		β—리포단백	200—600	700
		중성지방	50—150	220
기타				

			정상 범위	측정치
염증반응	CRP		0.4이하	0.1
	RA		(—)	(+)
췌장기능검사	혈당		60—110	70
	아밀라아제		55—210	200
	HbAIC		3.5—5.8%	3.8
간염의 종류	HBs항원		(—)	(—)
	HBs항체		(—)	(—)
	HCV항체		(—)	(—)
종양마커	CEA		5ng/㎖ 이하	
	CA19—9		37U/㎖ 이하	
	CA125		40U/㎖ 이하	24
	AFP		10ng/㎖ 이하	
	PSA		4ng/㎖ 이하	
혈구	적혈구		♂ 430만—570만	404만
			♀ 370만—500만	
	혈색소		♂ 13.5—17.5	9.0
			♀11.3—15.2	
	혈소판		12만—35만	20만
	백혈구 4000 ~ 8000 2,900		호중구(40—70%)	58
			림프구20—55	30
			단구(대식세포)0—8	5
			호산구0—6	5
			호염기구0—2	2
혈침		♂	1—10	13
		♀	2—15	
혈압			100~140/50~90	90/60

상태에서 류머티즘에 의한 관절통은 없다고 본다.

RA테스트 결과는 류머티즘, SLE(전신성 홍반성 루푸스), 쇼그렌병 등의 교원병으로 (+)가 되나 그러한 질병이 존재하지 않음에도 (+)가 되는 사람은 필자의 30년 가까운 임상 체험에 의하면 냉증인 사람이다(물론 몸을 차게 하거나 수분을 과잉 섭취하면 장래에 류머티즘 등의 교원병이 될 위험성은 있다).

· 적혈구는 충분한데도 혈색소가 적어 철분 결핍이 예상된다. 원인으로는 우선 위궤양이나 치질에 의한 출혈이 의심된다. 그러나 그런 질병이 없을 때에는 '자궁근종' 일 가능성이 농후하다. 근종이 커지게 될 때 철분을 소비한다. 철 결핍성 빈혈에 의한 경우가 많고 근종으로 생리 과다가 되는 것도 추측할 수 있기 때문이다.

· 백혈구의 감소가 있다. 백혈구의 감소는 한방에서 말하는 음성 체질(냉기로 체내의 에너지가 적은 체질)인 사람에게 자주 보인다. 부정 추소도 음성 체질에 특징적인 소견이다.

서양 의학으로는 백혈구의 감소에서 백혈병이나 재생 불량성 빈혈이 의심되기 때문에 '골수천자' 라는 다소 힘든 검사를 받게 될 수도 있으나 결과는 대부분 이상없는 경우가 많다.

『진단』

1. 냉기　　2. 자궁근종(의심)

『대책』

· 팥, 검은콩, 시금치, 마른 자두, 김, 생선의 붉은 살, 미역, 다시마, 흑설탕 등의 색이 진한 식품(= 철분이 많은 식품)을 충분히 섭취한다.

· 된장, 간장, 명태 알, 멸치, 절인 연어 등 염기가 강한 음식물을 충분히 섭취하고 몸을 따뜻하게 해 양성 체질이 되도록 한다.

· 목욕 및 사우나를 충분히 하고 체온을 따뜻하게 한다. 특히 목욕 후 반신욕을 통해 하반신을 따뜻하게 하면 좋다.

· 복대를 해서 하복부나 허리를 따뜻하게 하면 자궁근종의 성장을 저지할 수 있다. 또 하복부에 휴대 난로를 붙이는 방법도 좋다.

· 산책과 운동 등으로 근육을 단련함으로써 미열의 생산을 꾀해 냉기를 개선하도록 노력한다.

『결과』

부인과를 방문하자 자궁근종이 주먹만하다고 진단을 받고 잠시 상태를 두고 보기로 했다. 여기서 먼저 말했던 생활 요법을 착실히 실행한 결과, '냉성 체질' 이 개선됐다. 1년 후에도 근종의 증대는 보이지 않았고 오히려 기력과 체력 모두 회복됐다고 한다.

스트레스가 혈액을 끈적끈적하게

202페이지의 표는 I(40세, 회사원. 신장 173㎝, 체중 63㎏)의 혈액 검사 결과이다. I는 '어깨 결림', '불면', '피로감'을 호소했다. 검사 수치에서 알 수 있는 것은 다음과 같다.

· 간 기능, 신장 기능 검사 결과에 이상이 없고 영양 상태도 정상이고 염증 반응(−)과 종양 마커도 정상이다. γ−GTP 수치도 정상이기 때문에 술의 과음은 아닌 듯하다.

· 콜레스테롤과 중성지방의 수치가 높기 때문에 고지혈증이다. 또 고요산혈증도 있으나 비만이 아니므로 과식이나 서구식 식사의 과잉 섭취에 의한 것은 아니라고 본다.

· 적혈구와 혈색소가 많고(다혈증) 혈소판도 증가하고 있다. 또 백혈구의 호중구가 증가하므로 교감 신경의 긴장에 의한 스트레스성 다혈증, 고지방혈증으로 추측된다. 방치해 두면 혈전(뇌경색, 심근경색 등)을 금방이라도 일으킬 위험성이 있다.

· 몸 상태가 안 좋은데도 혈침의 수치가 나쁜 것은 다혈증 때문이라고 생각한다.

I의 혈액(40세, 회사원) 173㎝ 63㎏

			정상 범위	측정치
영양 상태		총 단백질	6.5—8.0	7.6
		A/G	1.6—2.4	1.9
간기능검사	간세포의 상태	GOT	10—40	30
		GPT	5—45	30
		LDH	200—450	477
	담도의 상태	LAP	30—70	36
		ALP	70—250	78
		γ—GTP	♂ 0—60	38
			♀ 0—35	
	간의 힘	콜린에스테라아제	3.7—7.8 ×10³	5.8
신기능검사	신기능	요소 질소	8—21	11
		크레아티닌	0.7—1.3	0.7
	통풍	요산	♂ 3.5—7.9	8.2
			♀ 2.6—6.0	
지질검사		총 콜레스테롤	120—220	240
		HDL—C	♂ 40—70	40
			♀ 45—75	
		β—리포단백	200—600	588
		중성지방	50—150	160
기타				

		정상 범위	측정치
염증반응	CRP	0.4이하	0.1
	RA	(—)	(—)
췌장기능검사	혈당	60—110	122
	아밀라아제	55—210	200
	HbAIC	3.5—5.8%	6.0
간염의 종류	HBs항원	(—)	(—)
	HBs항체	(—)	(—)
	HCV항체	(—)	(—)
종양마커	CEA	5ng/㎖이하	2
	CA19—9	37U/㎖이하	18
	CA125	40U/㎖이하	
	AFP	10ng/㎖이하	2
	PSA	4ng/㎖이하	
혈구	적혈구	♂ 430만—570만	588만
		♀ 370만—500만	
	혈색소	♂ 13.5—17.5	18.0
		♀11.3—15.2	
	혈소판	12만—35만	42만
	백혈구 4000 ~ 8000 10,500	호중구(40—70%)	78
		림프구20—55	13
		단구(대식세포)0—8	7
		호산구0—6	2
		호염기구0—2	0
혈침	♂	1—10	3
	♀	2—15	
혈압		100~140/50~90	148/98

『진단』

1. 스트레스성 다혈증 및 고지혈증

『대책』

· 7시간 이상 수면을 취한다.

· 휴일은 조깅 등의 가벼운 운동이나 사우나 등으로 긴장을 이완시킨다.

· 취미를 갖는다.

『결과』

12시를 넘어 심야에 취침하던 습관을 바꿔 졸리지 않아도 11시 전에 잠에 드는 버릇을 들였다. 주말에는 산책이나 골프 등의 운동을 하거나 사우나를 했다. 그 결과 약 1개월 후에는 주중에 아주 바쁘다 해도 기력과 체력이 충실해졌고 피로감이나 어깨 결림이 없어져 숙면을 취할 수 있게 됐다. 고지혈증, 다혈증, 고요산혈증도 개선됐다.

이 밖에 암에 걸린 사람들의 혈액 검사 수치의 이상도 동양 의학인 건강 섭생법의 차원에서 보면 '혈액의 오염' 이라 말할 수 있다. 혈액 오염의 결과로 생기는 질병은 각종 증상을 표출해 어떻게든 막으려는 표시라고 볼 수 있다. 따라서 이러한 부정 추소나 통증, 출혈이라는 질병을 개선하는 방법은 곧 '암을 예방하는 혈액을 만드는' 방법이기도 하다.

왜 서양 의학으로는 암을 근본적으로 치유할 수 없을까?

血液

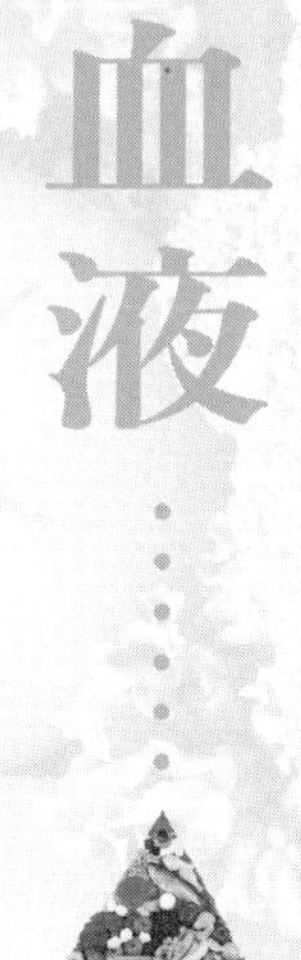

검사 수치가 모두 정상이라면 완전히 건강한가?

지금까지 알아본 바와 같이 서양 의학적인 혈액 검사로도 어느 정도까지는 건강 상태를 추측할 수 있다. 그러나 거기에는 한계가 있고 또 그것이 암을 비롯한 각종 질병의 진짜 원인을 간과한다는 점도 지적하지 않을 수 없다. 이 장에서는 바로 이러한 점에 대해 다루며 동시에 어떻게 해야 하는지에 관해서도 다루고자 한다.

우선, 서양 의학적인 혈액 검사에 대해 지금까지 기술한 바와 같이 혈액 중 함유 성분의 과다를 알아내 어느 정도 질병을 진단할 수 있다. 혈액 중 요소 질소, 크레아티닌, 요산 등 노폐물의 과다가 일어나는 원인과 방치하면 어떤 사태를 초래하는지를 파악하면 신장 기능의 저하나 관절통 등의 질병을 추측할 수 있다.

또 GOT, GPT, LDH, LAP, ALP, γ−GTP 등 간장에서 생성되는 효소에 있어서 과다당의 증가와 종양 마커(CRP, HBs항원, HCV항체, 종양 마커)의 출현, 적혈구, 백혈구, 혈소판 등의 과부족 원인을 파악해 고지혈증, 지방간, 당뇨병, 바이러스성 간염이나 암의 존재를 알 수 있다. 이와 마찬가지로 호르몬(갑상선 호르몬, 부신추질 호르몬, 인슐린 등)의 과부족에 대해서도 동일하게 말할 수 있다.

그러나 이 혈액 검사의 결과, 검사 수치가 모두 정상이라도 왠지 몸 상태가 나쁜 사람도 있고 머지않아 병에 걸리는 사람도 있다. 무엇 때문일까?

그 이유는 서양 의학에서도 혈액 중 함유 성분의 극히 일부밖에 발견하지 못했고 아직 많은 성분이 발견되지 못한 상태이기 때문이다. 따라서 지금까지 발견한 혈액 중 함유 성분의 검사 수치가 모두 정상이라도 완전히 건강하다고는 말할 수 없다.

먼저 말한 γ-GTP 수치가 좋은 예이다. γ-GTP 수치는 술의 과음으로 상승하기 때문에 수치가 높으면 곧 주당이라는 인상을 심어주게 된다. 그러나 술을 한 방울도 마시지 못하는 사람도 γ-GTP 수치가 높을 수 있다. 그런 환자를 대면한 서양 의학의 의사는 설명도 난처해진다. 담석이나 췌장의 탓일 수도 있다며 검사를 하게 되고 그래도 이상이 없으면 단념해 버린다.

γ-GTP 수치는 높은데 술이 약한 사람을 잘 관찰하면 물, 차, 커피, 청량음료 등의 수분을 일상에서 과잉으로 섭취하는 경우가 많다. 그리고 체내에 수분이 너무 많아지면 담석이라는 수분도 과잉된다. 먼저도 말했듯이 γ-GTP라는 효소의 수치는 담석의 흐름이 나빠져(담석울체성 간장애) 높아진다.

알코올 과음 및 담석이나 췌장염 외의 원인으로 γ-GTP 수치가 높은 사람은 수분의 과잉 섭취에 의한 것이다. 그러나 그러한 생각은 서양 의학에서는 하기 어려운 것이 사실이다.

'냉기'와 '수분'이 일으키는 다양한 증상

K(35세, 회사원. 신장 173㎝, 체중 75㎏)의 예를 다음과 같이 기록해 본다.

2~3년 전부터 쉽게 피곤해지고 반 년 정도 전에 감기를 앓은 이후 몸이 왠지 개운하지 않고 어깨 결림과 두통으로 고생을 하게 됐다. 심하면 현기증이나 귀울음도 있어 천장이 빙빙 돌아 움직일 수 없게 되고 속이 울렁거려 구토를 한다.

병원을 방문해 혈액 검사를 받아보았으나 간 기능도 정상이고 빈혈도 없으며 염증 반응도 음성이었다. 의사는 피곤 때문이라고 말하며 별로 상대하려 하지 않는다.

이러는 사이에 동계(심장의 고동이 심해 가슴이 울렁거리는 일)가 심해지고 정신 불안도 생겼다. 밤중에 무서운 꿈을 꿔 잠이 깨면 엄청나게 땀을 흘린다. 아침에는 몸에 납을 넣은 것처럼 무거워 움직일 수가 없다. 기분도 가라앉아 버린다. 오후에는 조금 나아지나 등이 오싹거리는 한기를 느낀다.

이번에는 내과를 찾아가 보았으나 역시나 이상이 없다며 정신 안정제 처방을 받았다. 그러나 증상은 전혀 개선되지 않았다. 결국은 신경 정신과에 찾아가 진료를 받았으나 그곳에서도 정신 안정제나 항울제를 처방할 뿐이었다. 드디어 휴직계를 내야만 했고 죽고 싶은 생각까지 들었다.

K가 본 클리닉을 방문했을 때는 위와 같은 상태에 내몰린 지경이었다.

첫인상은 백색으로 말쑥하고 호감이 가는 청년이었다. 식생활에 대해 질문하자 아침은 토스트에 우유, 야채샐러드를 먹으며 점심은 샌드위치에 커피, 저녁은 선술집에서 좋아하는 맥주를 마시면서 식사를 하는 것이 일반적이라고 했다.

아버지가 고혈압이기 때문에 염분은 자제하고 있으나 물, 차, 커피 등은 하루에 열 잔 이상 마시고 있다고 했다. 몸을 차게 만드는 음식물만을 섭취하고 있었다.

체온을 재보자 35.8℃였고 배를 진찰하자 전체가 차고 심와부(명치 근처)에 찰랑찰랑하는 물소리가 들렸다. '당신의 질병은 수독이다. 수분이 체내에 고여 정체돼 모든 증상의 원인이 되고 있다' 라고 말하자 그는 멍해져 버렸다.

'당신의 몸은 매일 빗속에 있는 상태이고 나른한 것이 당연하다.

저 체온이기 때문에 체온이 더욱 내려가는 아침에 몸 상태가 불순한 것이다.

발한이나 구토는 체내 여분의 수분을 체외로 배출하려는 작용이고 동계가 심해지는 것도 수분을 배출하기 위해 대사를 촉진하려 하기 때문이다. 이러한 수독 증상은 어깨 결림이나 현기증, 귀울음이 일어나기 쉽고 정신 불안, 불면증도 일어나게 된다.

당신의 증상을 치료하기 위해서는 수분의 배설, 체온을 상승시킬 필요가 있다' 라고 설명하고 지금까지 위에서 설명했던 몸을 따뜻하게 하는 식사법, 운동법, 목욕법 등의 생활 처방을 내렸다. 더불어 현기증, 홍분, 동계항진, 정신 불안을 낮추는 한방약인 영계출감탕을 처방했다.

K가 그 처방을 충실하게 이행하자 2~3개월 후 놀랄 만큼 배뇨가 좋아지고 몸도 서서히 따뜻해져 3개월 후에는 체온이 36.4℃로 상승했다. 심신 모두 완전히 건강 상태가 됐다.

본인은 지금까지 고통스럽던 증상을 생각하면 믿어지지 않는다고 말하고 있다. 이것이 수독이다. '냉기' 와 '수분' 이 얼마나 다양한 증상을 일으키는지를 알려주는 좋은 예이다.

'혈류의 정체(停滯)가 만병의 근원' 이라는 생각

왜 서양 의학 의사는 가끔 혈액 검사 수치를 충분히 파악하지 못하거나 잘못 해석할까? 그것은 서양 의학이 질병을 위장, 간장, 뇌라고 하는 장기별로 보려고만 하고 인체 전체를 보려 하지 않기 때문이다. 즉, 인체를 부품의 집합체로만 보기 때문이다.

마찬가지로 서양 의학에서는 혈액의 성분에만 집착해 혈액 전체를 보려 하지 않는다. 이미 말한 바와 같이 '나무만 보고 숲은 보지 않는다' 라는 말이다.

혈액 중 노폐물이나 GOT, GPT 등의 효소 과다와 콜레스테롤이나 중성지방, 혈당의 증가, 종양 마커의 출현, 백혈구, 혈소판 등의 과부족은 혈액 전체로 보면 '혈액의 오염' 을 의미한다.

'혈액의 오염' 이라는 혈액 전체의 시점에서 보면 혈액의 성분에 얽매여 검사 수치를 잘못 해석하는 실수를 범하지 않게 된다. 또 아직 발견되지 않은 성분을 검사할 수 없는 혈액 검사의 결함도 보완된다.

한방에서는 이 '혈액의 오염' 을 이미 몇 번이나 이야기한 바와 같이 '어혈' 이라는 말로 표현한다. '어' 는 '정체되다' 라는 의미이다. 즉, 혈액이 끈적끈적한 상태를 말한다. 인체의 세포 60조 개는 혈액이 운반하는 영양소나 산소, 백혈구 등을 통해 살아간다. 따라서 혈액의 흐름이 나쁜 곳에 질병이 발생한다.

'혈액 검사의 수치는 모두 정상이지만 왠지 몸 상태가 나쁘다' 라는 것은 서양 의학의 검사 수치로는 이상점이 나올 단계까지 도달하지 않았다는 의미이다. 하지만 이미 '어혈' 은 일어나고 있다.

서양 의학의 검사로는 간과되는 상태도 '어혈' 이라는 시점에서 보면 이미 문제가 일어나고 있다는 뜻이다.

왠지 몸 상태가 나쁘다는 상태 외에 '어혈' 의 징후에는 여러 가지 있다.

'어혈' 의 '자각 증상' 에는 어깨 결림과 두통, 현기증, 귀울음, 동계 항진, 호흡 곤란, 생리 불순, 복통, 변비, 설사, 정신 불안, 불면증 등의 부정 추소가 있다. '어혈' 에 빠지면 몸의 세포와 각 장기에 수분, 영양소, 산소, 백혈구, 면역 물질, 호르몬 등이 충분히 공급되지 않아 세포 및 각 장기가 오염된 혈액을 통해 살아가게 된다. 따라서 이 모든 증상이 나타나게 된다. 부정 추소는 몸이 나타내는 필사의 절규일지도 모른다. 설령 혈액 검사 수치가 모두 정상이라도 그대로 방치해 두면 큰 병으로 이어질 우려가 있다고 할 수 있다.

'어혈' 로 생기는 각종 신호
(타각 증상)

'어혈', 즉 혈류의 정체가 일어나면 자각 증상뿐만 아니라 다른 사람도 보고 알 수 있는 증상(타각 증상)을 나타내게 된다. 예를 들어 혈액이 정체되면 얼굴 표피의 혈관이 부어오기 때문에 '붉은 얼굴' 이 된다.

일반적으로는 붉은 얼굴의 사람을 보고 '혈색이 좋다' 라고 착각하기 쉬우나 실제로는 대부분 '어혈' 이 일어나는 증세이다. 눈 아래의 그늘도 마찬가지다.

또 어혈 때문에 모세혈관에 혈액이 정체되고 혈관이 팽창하면 약간의 타박상이라도 출혈이 일어나기 쉬워진다. 따라서 멍, 코피, 잇몸에서의 출혈, 치 출혈(치 정맥 종기에서의 출혈)을 일으키기 쉽게 된다. 이들도 '어혈' 의 징후이다.

손바닥이 빨갛게 되는 '수장홍반' 과 얼굴, 목, 가슴 등의 모세혈관이 거미 다리처럼 방사상으로 튀어나오는 '거미상혈관종' 은 서양 의학에서 만성 간장 장애(만성간염이나 간경변증)의 증상으로 본다. 그러나 한방에서는 '어혈' 이 일어나고 있는 전조로 본다. 만성 간염, 간경변증도 간장의 '어혈' 에서 생기는 병이라고 생각한다.

간경변증이 되면 식도정맥류를 일으켜 출혈(토혈)이 일어나는 경우가 많다. 하지만 식도정맥류에서의 출혈에 머무르지 않고 전신의 모든 곳에서 출혈이 일어나게 된다. 간장에서 만들어지는 혈액 응고인자(단백질)가 부족하기 때문이다.

이렇게 생각해 보면 간장병은 어혈의 병이라고 할 수 있다.

출혈을 일으키기 쉬운 것과는 반대로 어혈이 일어나면 혈전 등의 핏덩어리를 만들기 쉽다. 예를 들면 허벅지의 혈전성정맥염(정맥류)은 혈류의 정체 그 자체로 어혈의 한 증상이다.

동양인의 사망 원인 중 제2위인 심근경색(관상동맥혈전증)과 제3위인 뇌경색(뇌혈전) 또한 '어혈' 이 원인인 병이라고 생각할 수 있다. 이는 본서의 첫머리에서 언급했다.

자궁근종 또한 한방에서는 가장 큰 원인이 '어혈' 에 있다고 생각한다. 생리 전에 자궁 내막이 울혈 상태가 되면 자궁근종이 커지는 경우가 있다. 이것도 자궁근종이 '어혈' 때문에 일어난다고 할 수 있다. 그런데 서양 의학에서는 출혈에 대해 지혈제(혈액 응고제)를, 혈전에 대해서는 혈전 용해제를 사용하는 것처럼 치료를 정반대로 한다. 그러나 한방에서는 출혈에 대해서나 혈전에 대해서나 같은 구어혈제를 사용한다.

출혈도 혈전도 가장 큰 원인은 '어혈' , 즉 혈류의 정체와 혈액의 오염이라고 생각하기 때문이다. 어혈을 없애는 약의 투여가 치료로 이어지기 때문이다.

한방에서 사용하는 구어혈제로는 계지복령환, 도핵승기탕, 당귀작약산, 사물탕 등이 있다.

알레르기 질환도 '수독증' 중 하나이다

인간의 평균 체온은 36.5℃라고 앞서 언급했으나 최근 젊은 층의 체온은 그보다 낮아지고 있다. 36.5℃의 체온을 가진 젊은이는 매우 드물고 높은 사람도 36.2~36.3℃ 정도이다. 거의 대부분의 사람이 35℃ 대에 있다.

원인은 청량음료와 같은 수분의 과잉 섭취라고 할 수 있다. 이러한 수분의 과잉 섭취로 몸이 차가워져 체내의 수분 대사가 나빠지고 수분이 정체된 상태라고 생각해도 좋다.

최근 어린이들 사이에서 증가하고 있는 알레르기 질환은 우유, 집 먼지, 꽃가루 등의 알레르기 원인 물질(알레르겐)이 체내에 과잉 면역 반응을 유도해 일어난다. 잘 생각해 보면 알레르기 질환 또한 체내 여분의 수분이 밖으로 배출되는 병이라고 말할 수 있다.

예를 들면 알레르기성 비염의 재채기와 콧물, 그리고 알레르기성 결막염으로 나오는 눈물, 천식의 발작을 동반하는 엷은 물 형태의 담, 아토피의 증상인 습진도 체내의 수분을 배출하려는 증상이다.

차게 자서 생기는 설사(수양변), 감기에 따른 재채기와 콧물, 편두통을 동반한 구토, 노인들에게 많은 야간 빈뇨증 등 인간은 질병에 걸리면 반드시 체내의 수분을 배설하려 한다고 해도 과언이 아니다.

이처럼 모든 질병은 체내 '수분의 과잉'을 해소하려는 반응이라고 할 수 있다. 그리고 '수분의 과잉'은 '냉기' 때문에 초래된다. 질병은 과잉의 수분을 배설해 몸을 따뜻하게 하려는 반응이라고 말할 수 있다. 이것이 한방에서 말하는 '수독증'의 의미이다.

덧붙여 말하면 한방에서는 알레르기를 동반하는 증상도 2천 년 전부터 '수독증(수체증)'이라고 판단하고 있다.

최근 중년 이상의 사람이 많이 걸리는 대상포진도 성인의 수포창이라고 불리며 한방에서는 '수독증'이라고 생각한다. 즉, '냉기'와 '수분의 과잉'에 의한 질병으로 파악한다.

수분의 과잉 섭취는 젊은 층에게서만 보이는 현상이 아니다. 류머티즘 환자에게 '차 한잔 어떠세요?' '과일 좋아하세요?'라고 물어보면서 '아니오'라는 대답을 들어본 적이 없다.

차나 과일도 카테킨이나 비타민을 풍부하게 포함해 몸에 좋은 음료와 식품이다. 그러나 별로 움직이지 않는 사람이 과잉 섭취하면 전에 언급한 대로 체내 수분이 과잉 상태가 되어 몸을 차게 하고 통증을 동반한 병을 초래한다.

심장에 기질적인 이상이 없는 부정맥이나 빈맥도 '수독증'으로 파악해야 한다. 체내에 수분이 과잉되면 몸이 차가워지기 때문에 맥박을 빠르게 해 체온을 상승시키려는 반응이 일어난다. 그 반응이야말로 부정맥이나 빈맥이라고 생각할 수 있다.

체온을 1℃ 상승시키기 위해서는 맥박을 빨리할 필요가 있다. 또 귀 안에는 림프액이라는 수분이 있다. 이것이 과잉되면 귀울음, 현기증, 구토 등의 증상을 동반한 메니에르 증후군이 된다.

인간 체중의 60~65%를 차지하고 있는 물은 생명에 있어서도 가장 중요하다. 그러나 아무리 중요한 물도 충분히 배설되지 않고 체내에 정체되면 몸을 차게 하고 노폐물이나 잉여물의 연소를 방해해 '어혈' 을 일으키고 질병을 유발하게 된다.

비만의 대부분은 소위 '물살' 이다. 문자 그대로 물, 차, 커피, 청량음료 등의 과잉 섭취 때문임은 말할 필요도 없다. 따라서 '물살' 은 질병의 위험 신호라고 말해야 한다. 항간에 혈전을 막는다는 이유 때문에 막무가내로 수분을 섭취하도록 권유하는 '건강법' 이 유행하고 있으나 수분은 양날의 검과 같은 일면을 가졌음을 알아야 한다.

암은 차가워져서 응고되는 질병

많은 세월을 편두통에 시달리던 사람에게 한방의 이뇨제인 오령산이나 영계출감탕을 사용하면 거짓말처럼 낫는 경우가 종종 있다. 또 '냉체질' 로 편두통이나 어깨 결림이 심한 사람에게 신선한 당근, 생강, 대추, 오수유 등으로 체온을 따뜻하게 하면서 발한, 배뇨를 촉진하는 성분인 오수유탕을 쓰면 딱 들어맞는 경우가 적지 않다.

목 뒤가 뻣뻣하고 두통이나 관절통이 있는 사람에게는 발한을 촉진하는 갈근탕이 잘 듣는다. 또 류머티즘의 묘약으로 2천 년 동안 사용해 온 한방약에는 계지, 작약, 생강, 대추, 부자 등 몸을 따뜻하게 하는 생약과 창출이라는 이뇨 작용이 있는 생약으로 된 계지가출부탕이 있음은 전에 언급한 바와 같다.

이러한 한방약의 함유 성분을 보더라도 '통증' 은 '냉기' 와 '수분의 과잉' 이 원인임을 알 수 있다. 또 알레르기 질환에 사용되는 소청룡탕이라는 한방약은 8종류의 생약으로 구성되나 그중 5개가 수제(이뇨제)이다.

먼저 언급했듯이 알레르기 질환이 '수독증' 이라고 생각할 수 있는 근거이다. 따라서 알레르기 질환이나 통증 질환의 예방과 치료법은 여분의 수분 섭취를 피하고 몸을 따뜻하게 한다. 그리고 배뇨 및 발한의 촉진에도 힘써야 한다.

수분을 과잉으로 섭취해 몸을 차게 하면 발한이 방해받을 뿐만 아니라 배뇨도 방해를 받게 된다. 소변을 생성하는 신장도 열로 움직이므로 차가워지면 소변의 생성이나 배설이 나빠지기 때문이다.

앞서 질병은 체내의 과잉 수분을 배설해 '냉기'를 해소하고 몸을 따뜻하게 하는 반응이라고 언급했다. 그렇다면 왜 질병에 걸리고도 몸을 따뜻하게 할 필요가 있을까?

체온이 상승하면 백혈구의 활동이 촉진되어 혈액 중 노폐물을 탐식해 혈액이 깨끗해지고 면역력이 증강되어 질병이 치료되기 때문이다. 모든 질병이 열이 나는 것은 그 증거라고 말할 수 있다.

발열은 면역력을 증강시켜 질병에 대항하려는 반응이다. 반대로 몸이 차가워지면 백혈구의 활동이 나빠지고 면역력이 약화되어 질병에 걸리기 쉬어진다. 그런데 암은 한자로 '癌'이다. 이 글자는 '바위와 같이 딱딱한 병'이라는 의미를 가지고 있다. 즉, 암은 차가워져서 혈액의 오염이 응고되어 '딱딱해지는' 병이다.

먼저 언급했던 류머티즘, 쉐그렌 증후군, SLE(전신성 홍반성 루푸스), 크론병 또한 환부가 '딱딱해지는' 질병으로 교원병 또는 자기면역질환이라고 불린다.

자기면역질환이란 백혈구가 자기 자신의 체내 세포를 적으로 간주하고 항체를 만들어 공격하는, 그래서 그 세포 조직을 파괴하는 신기한 질병이다. 자기면역질환도 원래는 백혈구의 활동이 이상을 초래한 상태이다. 따라서 '냉기'와 큰 관계가 있다고 생각할 수 있다.

여기서 필자의 책을 읽은 분에게서 받은 편지의 일부를 소개한다.

"나는 교원병, 갑상선 기능 저하, 관절 류머티즘, 저칼륨 혈증 등으로 12년 동안 고생하면서 수많은 종류의 화학 약품으로 몸을 유지해 왔다. 그러나 그런 약품은 단지 고통을 완화할 뿐 서 있기조차 힘들어졌다. 아직 서른여덟인데도 앞으로 어떻게 될지 몰라 불안하기만 하다. 최근 1, 2년은 기분이 가라앉아 이렇게 인생을 마감하는가 생각하며 암흑의 나날을 보내고 있었다. 그런데 선생의 '교원병이나 류머티즘 등의 통증 병은 체온을 따뜻하게 해서 냉기를 해소하면 경감된다'라고 쓴 책을 접하고 깨닫게 된 점이 많아 놀랐다. 그래서 책을 읽고 바로 몸을 따뜻하게 만드는 데 전념했다. 그 결과 불과 2개월이 지난 지금은 거짓말처럼 통증이 없어지고 기분도 밝아졌다."

이 편지에서도 알 수 있듯이 통증과 '냉기'는 밀접한 관계가 있다. 때문에 몸이 차가워지면 '굳어지는' 병에 걸린다.

체온이 높은 아기는 피부도 부드럽고 동작도 유연하다. 그러나 인간은 연령과 더불어 피부도 딱딱해지며 동작도 뻑뻑하고 굳어져 심근경색, 뇌경색, 암 등 환부가 '굳어지는' 병에 걸리게 된다.

우주의 만물은 인간의 몸을 포함해서 차가워지면 '굳어지는' 것이다.

서양 의학으로 낫지 않는 질병이 동양 의학으로는 왜 나을까?

일본에서 처음으로 마취제를 사용해 유방암 적출 수술을 성공시킨 하나오카 세슈(花岡青洲, 1760~1835)는 네덜란드 전래의 의학과 한방 모두 정통한 명의였다. 그가 고안한 한방약에 십미패독탕이 있다. 이 약은 형개(정가의 잎과 줄기), 방풍, 땅두릅, 도라지, 천궁, 시호, 생강 등의 생약을 배합해 만든다. 몸을 따뜻하게 하고 혈행을 좋게 해 발한을 촉진한다. 독(노폐물)을 배설해 피부병의 치유도 촉진하는 묘약이다.

한방에서는 발진이나 부스럼 등의 피부병은 노폐물에 의한 '어혈'(혈액의 오염)이 그 원인이며 그것을 정화하는 반응이 밖으로 나타난다고 파악한다. 그 '정화 반응'을 촉진하는 것이 한방약이다.

한편, 서양 의학에서는 피부병에 대해 항히스타민제나 스테로이드제, 소염제 등을 투여해 증상을 억제하는 치료가 주류를 이룬다. 따라서 '피부병의 세 가지 원칙', 즉 피부병은 '(병의 원인을) 알 수 없다, 낫지 않는다, 죽지 않는다'와 같이 치료가 까다로운 병으로 지적을 받아왔다.

홍역, 티푸스, 매독, 천연두 등의 발진을 동반하는 질병은 발진이 심하면 심할수록 오히려 쉽게 치료되는 것을 경험을 통해 알고 있다. 이는 발진이나 뾰루지 등의 피부병이 혈액의 정화 반응을 목적으로 일어난다는 점을 고려하면 쉽게 이해된다. 발진이 심한 것은 정화 작용이 왕성하게 일어나고 있다는 증거이다.

감기약으로 알려진 갈근탕은 어깨나 목의 결림, 땀이 별로 나지 않는 사람의 피부병에 특히 효과가 있다. 이 갈근탕도 체온을 따뜻하게 하고 발한을 촉진해 노폐물을 없애며 결림이나 피부병의 원인인 혈액의 오염을 정화하기 때문이다. 마찬가지로 혈액의 오염을 정화하면 감기도 낫게 된다.

피부병은 많이 먹고 별로 운동하지 않는 사람이 걸리는 경향이 강하다. 이런 사람은 체내 노폐물이 정체되어 혈액의 오염을 초래하고 있기 때문이다.

'요독증' 이라는 궁극적인 어혈의 질병이 있다. 신장염, 당뇨병 등이 장기간 계속되는 것 때문에 혈액의 해독, 정화 장치인 신장의 활동이 저하하고(신부전), 요소 질소나 크레아티닌, 요산 등의 노폐물이 소변으로 배설되지 않기 때문에 혈액 중에 잔류해 인체의 세포 60조 개가 소위 '독 절임' 이 되어버린다.

요독증이 되면 식욕 부진, 구토 등의 소화기 증상이 일어난다.

이외에도 부종, 고혈압, 부정맥, 울혈성심부전, 폐기종 등의 순환, 호흡기 증상, 경련, 의식 장애, 지각 · 운동 장애 등의 뇌신경 장애와 토혈, 하혈뿐만 아니라 전신의 출혈 경향을 나타낸다. 즉, 요독증은 서양 의학적으로 보면 혈액의 오염이 극에 달한 상태이나 동양 의학에서는 발진, 뾰루지 등과 마찬가지로 여러 가지 '어혈의 정화 반응' 이 일어나고 있다고 본다.

코피, 치 출혈, 위궤양에 의한 토혈, 뇌출혈, 부인성기로부터의 부정 출혈 등의 출혈도 모두 자연치유력에 의한 '어혈의 정화 반응' 이라고 생각해도 좋다.

서양에서도 동양에서도 옛날부터 거머리에 의한 흡혈법이나 정맥혈을 뽑아내는 사혈 요법을 행해왔으며 이는 일리가 있다.

그 밖에 구토나 설사도 혈액의 오염을 저지하려는 자연치유력의 활동이라고 생각할 수 있다.

예를 들어 독성 물질이 입을 통해 들어오면 위액, 장액, 췌액 등은 소화액을 대량으로 분비해 독을 약화시킨다. 그 후 구토나 설사로 몸 밖으로 배설해 혈액을 오염시키지 않으려고 한다. 따라서 식중독 등에 걸렸을 때 구토나 설사를 지사제나 진토제로 억제해서는 안 된다.

억제시키면 오히려 병상이 악화된다. 병원성대장균 O—157에 의한 식중독 사건에서도 구토나 설사를 억제하는 약을 복용한 사람의 증상이 오히려 심각했다는 데이터가 있다. 단, 구토나 설사가 너무 심해지면 탈수 증상을 띠게 되고 생명이 위험할 수 있다. 이런 때일수록 링거에 의한 수액(수분 보급)이 특효를 띠게 된다.

폐렴, 기관지염, 방광염, 수막염, 피부염 등의 염증도 또한 '어혈의 정화 반응' 이다.

서양 의학에서는 염증의 원인은 세균이나 바이러스 등의 병원체에 있다고 보고 항생 물질을 투여하는 등 병원체를 죽이는 치료에 전념한다. 그러나 세균이 왜 번식하는가를 잘 생각해 보면 혈액의 오염을 짐작할 수 있다.

세균은 쓰레기 더미, 비료 더미, 오염된 강, 동식물의 시체 등에 우글거리지만 작은 강의 시냇물이나 코발트블루 바다 속에는 거의 번식하지 않는다.

세균은 지구상에 있는 각종 불필요 물질과 잉여물, 죽은 물질을 부패시키고 분해한 후 다시 땅으로 되돌리는 역할을 하며 존재한다. 따라서 세균이 체내에 침입해 폐렴 등의 염증을 일으키는 것은 혈액이 오염됐다는 뜻이 된다.

세균이 체내에 들어와 염증을 일으키면 반드시 백혈구가 탐식한다. 즉, 세균은 혈액을 정화하기 위해 스스로 죽음을 각오하고 체내에 들어온다고 생각해야 한다.

염증이 일어나면 발열이 일어난다. 앞에도 언급했듯이 발열은 혈액중의 노폐물(오염)을 연소하는 상태로 '어혈의 정화 반응' 의 표시이다.

또 발열을 통해 체온이 상승하면 백혈구의 탐식과 살균력이 증강되어 암세포를 퇴치하는 NK세포의 작용도 강화된다. 따라서 발열을 통해 면역력이 증강된다.

그러나 서양 의학에서는 발열에는 해열제를 투여해 대처해 왔다. 이는 앞서 말한 이유에서 보자면 명백히 잘못된 치료법이다. 항생 물질의 투여 또한 잘못된 치료법이라고 말할 수 있다.

최근에는 서양 의학에서도 '발열에 대해 해열제를 투여하면 질병의 치유를 지연시킨다' 라는 내용의 발표가 미국 내과학회 등에서 나왔다. 매우 당연한 일이다.

한방에서는 감기나 기관지염 등으로 발열이 있을 때 갈근탕을 처방한다. 갈근탕은 칡의 뿌리, 마황, 생강, 대추, 계피, 작약 등의 몸을 따뜻하게 하는 생약으로 되어 있어 발한을 촉진해 혈액 중의 노폐물을 배설하고 세균 등이 체내에 들어올 필요가 없는 깨끗한 혈액을 만든다. 하지만 갈근탕이 직접 세균 등을 죽이는 것은 아니다.

동서양을 막론하고 감기나 염증성질환에는 계란주나 생강탕, 레몬 즙을 넣은 따뜻한 위스키 등을 음용하는 민간 요법이 전해 내려온다. 모두 몸을 따뜻하게 해 발한을 촉진해서 노폐물을 버리고 혈액을 정화하는 요법이다.

미국의 미네소타 대학의 의학부 교수 말레이 박사는 쥐를 이용해 식사의 양과 질병의 진행에 관한 흥미로운 실험을 했다.

A군과 B군으로 나눈 다음 A군 쥐 30마리의 복강 내에 어떤 병원균을 주사해 복막염을 일으켜 식욕이 없게 하고 자유롭게 식사를 시켰다(물론 별로 먹지 않지만). 마찬가지로 별로 식욕이 없는 B군 30마리에는 위 속에 튜브를 넣어 강제적으로 먹이를 주었다. 그 결과 다음과 같은 결론이 보고됐다. 즉, A군 쥐의 사망률은 43%, B군의 사망률은 93%였다. 2배 이

상의 큰 차이였다.

이 실험 결과로 '과식' 이 얼마나 쥐의 병을 진행시켰는지 알 수 있다.

인간도 마찬가지다. 따라서 염증을 일으켜 식욕 부진이 생긴 환자에게 '체력을 회복하기 위해 조금이라도 먹도록' 지도하는 것은 잘못된 치료법이다.

고혈압과 동맥 경화에도 잘못된 치료법을 행하는 서양 의학

고혈압이나 동맥 경화 또한 '어혈의 정화 반응' 인 것은 언급한 대로이다. 그런데 나이와 상관없이 발진이나 염증 등의 '어혈의 정화 반응'을 서양 의학의 약으로 억제하면 잉여물이나 노폐물이 혈관 안쪽에 침착하는 결과를 부른다. 때문에 동맥 경화나 고혈압, 혈전의 원인이 된다.

고혈압에 대해서 서양 의학에서는 심장의 힘을 약화시키는 β－브로커나 혈관 확장제를 이용해 임시 방편적인 치료를 하고 있다. 하지만 이는 환자가 동일한 식생활과 생활 습관을 지속하게 되므로 실은 잘못된 치료법이다.

따라서 동맥 경화, 고혈압, 혈전을 근본적으로 개선할 생각이라면 다음과 같은 식생활, 생활 습관을 평소부터 실행해 혈액을 깨끗하게 해야 한다.

· 식사는 잘 씹어서 먹고 부족한 듯 먹도록 유념한다.

· 동양식을 중심으로 하고 육류, 계란, 우유, 버터 등을 많이 섭취하는 서구식은 자제한다.

· 해조류, 콩류, 야채류 등의 식물 섬유가 많은 식물을 충분히 섭취해 배변이 수월하도록 도와 우선 장을 깨끗이 한다.

· EPA나 DHA, 타우린 등의 혈액을 깨끗하게 만드는 성분을 많이 포함한 어패류와 해조류를 확실히 섭취한다.

· 알코올은 동맥 경화를 예방하는 HDL 콜레스테롤이나 혈전을 녹이는 우로키나아제를 늘리는 작용이 있으므로 적절히(동양식 기준으로 위스키는 3잔, 맥주는 2병, 와인은 2잔 이내) 마시면 효과적이다.

· 목욕을 통해 몸을 따뜻하게 하면 플라스민이라는 혈전을 녹이는 효소가 혈액 중에 증가하므로 목욕도 많이 한다. 또한 암을 예방하는 혈액을 만들기 위한 생활 습관, 당근과 사과주스 단식 등에 대해서는 이 책에서 기회있을 때마다 다루었다.

'질병' 이라고 하지만 근본적인 생각이 달라지면 자연히 처방법, 즉 치료도 달라진다. 서양 의학과 동양 의학의 사고방식 차이를 이해하면 서양 의학에서는 근본적으로 치유되지 않는 병이 다른 방법으로는 어떻게 치유되는지를 알 수 있다.

증상별로 집에서 할 수 있는 '자연 요법'

血液

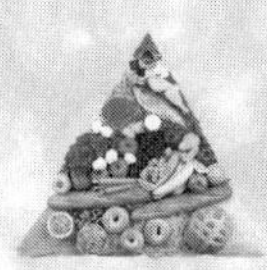

각 질환별 예방법과 치료법

지금까지 한 설명으로 충분히 이해가 됐으리라고 생각된다. 암은 동양의학으로 말하자면 오염된 혈액을 정화하기 위한 최종적인 정화 장치이다.

바꿔 말해 암 이외의 고혈압이나 혈전증(심근경색, 뇌경색), 간장병이나 신장병, 통풍, 당뇨병, 감기나 피부병과 각종 통증 및 정신신경질환 등의 질병은 '암을 예방하는 혈액 만들기' 를 위한 혈액의 정화 반응이다. 따라서 아무리 가벼운 질병이라도 증상이 나타났을 때 빨리 대처하면 혈액을 정화하고 '암을 예방하는 혈액' 을 만들 수 있다.

이 장에서는 암이라는 질병과 음성인 질병의 예방법과 치료법의 구체적인 포인트를 정리한다.

암 자체는 물론 암 이외의 질병에 대한 대처법을 바르게 행하면 최종적으로 '암을 막는다' 라는 큰 목표도 달성할 수 있다. 이는 지금까지 언급했던 '어혈' 이라는 생각에 따르면 이해할 수 있다.

다음은 각 질환별로 스스로 할 수 있는 예방과 치료법을 정리했다. 몇 가지 항목 중 한 개라도 실행해 보기를 바란다.

암, 뇌, 심장 질환의 예방법과 치료법

☞ 암

암세포는 '혈액의 오염' 이 극에 달한 국면에서 생긴다. 따라서 식생활에서 정신 생활에까지 혈액을 깨끗하게 하는 생활 습관을 계속해야 한다.

· 아침은 다음의 생 주스로 한다.

당근 2개, 사과 1개, 양배추 약 100g을 생 주스 3잔(당근 약 200cc, 사과 약 200cc, 양배추 약70cc)으로 만들어 천천히 씹어 마신다.

양배추 주스에는 암세포의 증식을 저지하는 작용이 있음이 이전부터 알려져 있다. 양배추에 포함된 MMSC(메틸, 메티오닌, 술포늄, 클로라이드)가 백혈구를 자극해 TNF(종양괴사인자)의 분비를 촉진한다.

· 암세포는 열에 약하기 때문에 체력이 허용하는 범위에서 조깅, 목욕, 사우나 등을 행해 체온을 상승시킨다.

· '좋은 기분' 은 암세포를 처치하는 NK세포의 활동을 강화하므로 노래방에서 노래를 부르거나 온천에 가는 등의 취미에 정신을 집중시켜 기분을 좋게 한다.

· 앞서 말했듯이 암세포는 피 또는 기 흐름이 낳은 영양 산물의 '덩어

리' 이다.

따라서 '기' 의 정체를 막는 것도 대단히 중요하다.

· 암의 환부에 매일 1～2회(아침과 목욕 후에 효과가 있다) 생강 습포를 한다. 한 번에 2～3회(1회에 10～15분) 습포한다.

그리고 혈류를 좋게 해 해독력을 높이기 위해 환부와 더불어 양 발바닥과 복부(특히 간장이 있는 좌상 복부, 신장이 있는 배중 하부)에 생강 습포를 하면 보다 효과적이다.

· 물이나 청량음료 대신 생강탕, 혹은 생강홍차를 마셔 몸을 따뜻하게 한다.

☞ 고지혈, 뇌혈전, 심근경색

· 비만인 사람은 표준 체중에 맞춘다.

· 육류, 계란, 우유, 버터, 마요네즈 등의 서구식 섭취는 자제하고 어패류를 섭취한다. 생선에 포함된 EPA나 DHA, 타우린이 동맥 경화를 예방하고 혈액을 원활하게 해서 혈전을 녹여준다.

· 해조류, 콩류, 곤약 등의 식물 섬유를 많이 포함한 식품을 충분히 섭취하고 혈액의 정화와 장 내의 정화에 힘쓴다.

· 목욕, 온천욕, 사우나로 발한을 촉진하고 체내 여분의 수분 및 염분 등의 노폐물을 배설한다.

· 조깅이나 웅크리기 운동 등 각종 운동으로 하반신의 근육을 단련한

다.

· 아침 식사는 다음과 같은 생 주스만으로 한다.

당근 2개, 사과 1개, 오이 1개(약 100g)를 생 주스 3잔(당근 약 200cc, 사과 약 200cc, 오이 약 80cc)으로 만들어 천천히 씹어 마신다.

오이에는 이뇨 및 강압 작용이 있는 이소쿠에르치트린(Isoquercitrin, 플라보노이드류)이 함유되어 있다. 또 오이 등의 염색 야채에는 대식세포의 기능을 강화하는 파이토케미컬이 포함되어 있다. 따라서 이 대식세포가 동맥 경화를 진행시키는 LDL콜레스테롤(악성 콜레스테롤)을 탐식함으로써 동맥 경화를 예방할 수 있다.

간장병, 신장병, 부종의 예방법과 치료법

☞ 지방간, 간염

바이러스성 간염은 말할 필요도 없이 간장 내에 바이러스가 침입해서 일어난다. 그러나 이것은 간장이 약해진 증거이다. 따라서 간장의 저항력(면역력)을 만드는 일이 치유로 이어진다. 이를 위해서는 간장으로의 혈류 개선이 가장 좋다. 혈액은 영양소, 물, 산소, 백혈구, 면역 물질을 포함해 전신을 돌아다니기 때문이다.

· 복대를 하고 간장으로의 혈류를 좋게 한다.

· 과식을 하지 않는다.

· 육식은 최대한 자제한다. 육식은 아민, 암모니아, 스카톨(Skatole, 똥 냄새의 성분으로 향료 제조에서 불휘발성제로 사용됨) 등 맹독을 생성하고 간장의 해독 작용에 부담을 주기 때문이다.

· 콩, 배아, 성게 , 굴 등의 해독 작용이 있는 비타민 B_2가 풍부한 음식물을 충분히 섭취한다.

· 새우, 게, 오징어, 문어, 모시조개, 바지락 등의 어패류는 강간(强肝) 작용이 있는 타우린을 함유하고 있으므로 많이 섭취한다.

· 좌상 복부에 매일 생강 습포를 한다(131페이지의 그림 참조).

· 아침 식사는 다음과 같은 생 주스만으로 한다.

당근 2개, 사과 1개, 양배추 약 100g을 생 주스 3잔(당근 약200cc, 사과 약 200cc, 양배추 약 70cc)으로 만들어 천천히 씹어 먹는다.

양배추에 포함된 비타민U는 위염 및 위궤양을 억제하는 작용이 있을 뿐만 아니라 강간 작용도 있다.

☞ 신장병, 부종

· 신장 혈류를 증진하기 위해 반신욕이나 족욕을 한다. 또 신장이 있는 부분에 생강 습포를 한다.

· 복대를 한다.

· 참마는 신장 기능을 강화하기 때문에 마즙과 보리밥, 참마 메밀국수를 적극적으로 섭취한다.

· 우엉에 포함된 인슐린에는 이뇨 작용이 있으므로 양념 우엉이나 당근 우엉 조림 등을 충분히 섭취한다.

· 데친 팥에는 강력한 이뇨 작용이 있으므로 적극적으로 섭취한다. 만드는 법은 팥 50g을 물 600cc로 약 30분간 데친다. 국물만 마셔도 되고 팥과 함께 먹어도 좋다.

· 수박당(수박의 과즙을 약한 불에서 졸여 엿처럼 만든 것)을 섭취해 소변의 배설을 좋게 한다.

· 양성 식품을 주로 섭취하고 음성 식품은 피한다. 단, 염분은 약간

자제한다.

· 아침 식사는 다음과 같은 생 주스만으로 한다.

당근 2개, 사과 1개, 오이 1개(약 100g)를 생 주스 2잔 반(당근 약200cc, 사과 약 200cc, 오이 약 80cc)으로 만들어 천천히 씹어 먹는다.

오이에 포함된 이소쿠에르치트린에 강력한 이뇨 작용이 있음은 이미 언급했다.

통풍, 당뇨병의 예방과 치료법

☞ 통풍

· 육류(특히 내장류), 계란, 우유, 맥주 등의 퓨린체를 많이 포함한 음식물의 섭취는 자제한다.

· 알코올은 소변에서 요산의 배설을 저해하므로 적게 마신다.

· 시금치는 요산의 분해와 배설을 촉진하는 작용이 있기 때문에 충분히 섭취한다.

· 보리 식초나 매실 식초에도 요산의 배설을 촉진하는 작용이 있으므로 식초가 가미된 음식을 충분히 섭취한다.

· 아침 식사는 다음과 같은 생 주스만으로 한다.

당근 2개, 사과 1개, 셀러리 약 100g을 생 주스 세 잔(당근 약 200cc, 사과 약 200cc, 셀러리 약 70cc)으로 만들어 천천히 씹어 먹는다.

당근과 셀러리 등의 미나리과 식물에는 결석이나 혈전과 요산을 녹이는 피페라진이라는 향신료 성분이 포함되어 있다. 또 이 생 주스에 포함된 다수의 파이토케미컬이 대식세포의 기능을 강화한다. 그러면 대식세포가 요산 화합물을 탐식해서 처리해 준다.

☞ 당뇨병

당뇨병의 원인을 서양 의학에서는 췌장 세포에서 분비되는 인슐린 부족이라고 보나 한방 차원에서는 하반신의 근력 저하와 크게 관계가 있다. 따라서 하반신의 단련이 치료의 요점이다.

· 한방의 '상사의 이론' 으로 보면 인간의 하반신은 식물의 뿌리와 닮았다. 따라서 근채류(주로 뿌리를 먹는 채소류)의 충분한 섭취가 하반신 강화로 이어진다.

· 당분이 장에서 혈액에 흡수되는 것을 방해하기 위해 해조류, 콩류, 감자류, 현미 등의 식물 섬유가 많이 포함된 음식물을 충분히 섭취한다.

· 굴이나 생강 등 인슐린의 성분이 되는 아연을 많이 포함한 음식물을 다량 섭취한다.

· 호박이나 참마도 당뇨병의 개선에 효과가 있다.

· 하루 1만 보를 목표로 해서 걷는다. 혹은 매일 웅크리기 운동을 해서 하반신의 근육을 단련한다.(64페이지의 그림 참조)

· 아침 식사는 다음과 같은 생 주스만으로 한다.

당근 2개, 사과 반 개, 양파 약 30g을 생 주스 2잔(당근 약200cc, 사과 약 200cc, 양파 약 20cc)으로 만들어 천천히 씹어 먹는다.

양파에는 글루코키닌이라는 혈당 강하 성분이 포함되어 있다.

감기, 복통, 설사, 변비의 예방법과 치료법

☞ 감기

감기는 영어로 'Cold' 라고 불리는 것처럼 '냉기' 가 원인이다. 따라서 철저히 몸을 따뜻하게 하고 발한을 촉진한다. 그래서 노폐물을 배설하고 백혈구의 활동을 높여야 빠르게 회복한다.

· 파를 썰어 넣은 된장국, 생강탕, 생강홍차 등을 마시고 몸을 따뜻하게 해 발한을 촉진한다.

· 술을 마시는 사람은 계란주, 레몬을 넣은 뜨거운 위스키 등을 잠자기 전 마셔 몸을 따뜻하게 한다.

· 매실장아찌 두 개를 잘 구워서 뜨거운 차와 함께 마시면 몸이 따뜻해진다.

☞ 복통, 설사

· 생강탕 혹은 매실간장차를 마신다. 생강홍차에 계피를 조금 넣어 마시면 좋다.

· 뜨거운 된장국에 파나 생강을 썰어 넣어 마신다.

· 조미되지 않은 소금을 프라이팬에 볶아 천에 넣은 뒤 그것으로 배

꼽 근처를 따뜻하게 한다.

· 생 주스는 몸을 차게 하기 때문에 금물이다. 그 대신에 당근, 감자, 양파를 장시간 졸여 수프로 만든 다음 조미되지 않은 소금을 적당히 넣어 수프만을 마신다.

☞ **변비**

· 매일 갈은 사과 1~2개를 먹는다.

· 마른 자두를 먹는다. 포도도 완화 작용(대소변의 배설을 좋게 한다)이 있기 때문에 포도의 계절에는 충분히 섭취한다.

· 식물 섬유가 풍부한 해조류, 콩류를 충분히 먹는다.

· 콩은 장을 따뜻하게 하고 완화 작용이 있기 때문에 팥을 넣은 찰밥이나 데친 팥을 먹는다.

· 양파나 무를 썰어 넣고 미역을 더한 샐러드를 만들어 간장 맛의 드레싱을 뿌려 먹는다.

· 조깅이나 복근 운동으로 장까지의 혈행을 좋게 하고 장의 힘을 강화한다.

· 아침 식사는 다음과 같은 생 주스만으로 한다.

당근 1개, 사과 1개, 시금치 약 200g을 생 주스 2잔 반(당근 약 200cc, 사과 약 200cc, 시금치 약 130cc)으로 만들어 천천히 씹어 먹는다. 시금치는 위장의 활동을 활발하게 한다.

피부병, 알레르기의 예방법과 치료법

☞ **피부병**

피부병은 수분의 과잉 섭취 등에 의한 체온의 저하나 과식에 의한 혈액의 오염으로 생긴다. 따라서 다음과 같은 생활 습관을 유지하면 치유할 수 있다.

· 과식을 자제하고 적정량을 명심한다.

· 식물섬유가 많은 야채, 해조류, 콩류 등을 착실히 섭취해 배변을 좋게 하고 장을 청소한다.

· 조깅 등의 운동이나 목욕 등으로 발한을 촉진해 노폐물을 체외로 배설한다.

· 아침 식사는 다음과 같은 생 주스만으로 한다.

당근 1개, 사과 2개, 우엉 약 200g을 생 주스 2잔 반(당근 약 200cc, 사과 약 200cc, 우엉 약 100cc)으로 만들어 천천히 씹어 먹는다. 우엉 주스에는 해독 작용과 독을 분산하는 작용이 있으며 피부병에 효과가 있다.

☞ **알레르기**(아토피, 천식, 비염 등)

전에도 언급했듯이 한방에서 알레르기는 '냉기' 와 '물' 이 초래한 '수독' 이 원인이라고 파악한다. 따라서 다음과 같은 대책이 유효하다.

· 소금을 대표로 하는 양성 식품을 착실하게 섭취하고 체온이 36.5℃가 되도록 노력한다.

· 하루 3잔 이상 생강탕이나 생강홍차를 마신다. 생강에 포함된 진저롤과 진저론 등의 파이토케미컬은 항알레르기 작용이 있다.

· 부추, 마늘, 파, 양파 등의 알리움 속 야채는 항알레르기 작용이 있기 때문에 충분히 섭취한다(단, 계란 알레르기인 사람은 부추 등은 금물).

· 조깅 등의 운동으로 하반신의 근육을 단련해 체온을 올리도록 명심한다.

· 목욕 시 욕조에 자연염이나 간 생강을 넣어 몸을 한층 따뜻하게 한다(생강은 천 주머니에 넣으면 좋다. 자극을 느끼는 사람은 피한다).

· 여름은 해수욕을 가서 태양과 소금이라는 '양성' 에 적극적으로 접촉한다.

저혈압, 어지럼증, 빈혈, 부인병, 갱년기 장애, 어깨 결림, 두통, 신경통, 류머티즘 등의 예방법과 치료법

☞ 저혈압, 어지럼증, 빈혈

· 수분(우유, 청량음료, 차 등)을 과잉 섭취하지 말 것. 수분을 보충할 때는 생강탕이나 생강홍차를 마신다.

· 소금, 된장, 간장 등의 양성 식품을 착실히 섭취하고 음성 식품은 피한다.

· 밥은 검은 깨소금을 뿌려 먹는다. 깨에는 조혈 작용과 혈액의 정화 작용이 있다.

· 흑설탕, 검은깨, 말린 자두, 김, 붉은색 고기, 적색 와인, 팥, 검은콩 등의 적색 혹은 흑색의 음식물에는 철분이 많기 때문에 착실히 섭취한다.

· 조깅 등의 운동이나 가벼운 아령 체조 등으로 근육을 단련한다.

· 목욕 시 욕조에 자연 소금이나 간, 생강을 넣어 몸을 더욱 따뜻하게 한다.

· 아침 식사는 당근 2개를 생 주스 약 2잔(약 200cc)으로 만들어 천천히 씹어 먹는다.

☞ 부인병, 갱년기 장애

· 복대에 일회용 주머니 난로를 넣어 하복부를 따뜻하게 한다(단, 저온

화상을 입지 않도록 주의한다).

· 반신욕이나 족욕을 한다.

· 팥이나 검은콩은 배변을 좋게 하고 혈액의 정체를 해소하므로 충분히 먹는다(단, 설탕으로 조릴 때는 반드시 흑설탕을 넣는다).

· 밥은 검은 깨소금을 뿌려 먹는다.

· 양성 식품 혹은 간성 식품(56페이지의 표 참조)을 섭취하고 음성 식품은 피한다.

· 아침 식사는 다음과 같은 두 종류의 생 주스 중 어느 한 쪽만을 한다.

A = 당근 3개를 생 주스 2잔(당근 약 360cc)으로 만들어 씹듯이 천천히 마신다.

B = 당근 2개, 셀러리 약 100g을 생 주스 1잔 반(당근 약 240cc, 셀러리 약 70cc)으로 만들어 씹듯이 천천히 마신다.

☞ 어깨 결림, 두통, 신경통, 류머티즘 등의 통증

앞에서도 말했듯이 한방에서 통증이나 결림은 '냉기' 나 '물' 이 초래하는 '수독' 이 원인이라고 파악한다. 따라서 배수와 발한 등에 의한 배설을 촉진하고 혈행을 좋게 해야 치유로 이어진다.

· 파를 넣은 생강탕(썬 파 약 10g에 생강즙 약 5cc(= 10방울)를 넣은 사발에 반

정도의 뜨거운 물을 넣는다)을 1일 2~3회 마신다.

양파 반 개를 썰어 계란 노른자 1개와 섞어 넣은 다음 간장과 고추를 넣어 밥에 뿌려 먹는다.

· 잘게 썬은 파와 같은 양의 된장을 대접에 담아 섞은 뒤 뜨거운 물을 넣어 마신다. 자기 전에 마시면 좋다.

· 앞서 말했던 방법으로 목욕시 욕조에 소금이나 간 생강을 넣어 몸을 더욱 따뜻하게 한다.

· 씨를 뺀 매실장아찌를 짓이겨서 거즈에 발라 통증 부위에 바른다.

· 고추팅크(고추 3개를 썰어 알코올 도수 45℃의 화이트리커에 넣어 병조림을 해서 냉암소에 약 1개월 정도 보존해서 천으로 거른다)를 통증 부위에 바른다.

· 생강 습포를 환부에 바른다.

· 아침 식사는 다음과 같은 생 주스만으로 한다.

당근 2개, 양파 약 200g을 생 주스 두 잔(당근 약 300cc, 양파 약 70cc)으로 만들어 천천히 씹어 먹는다(양파의 자극에 약한 사람은 하지 말 것).

우울증, 정신 장애, 신경증의 예방법과 치료법

우울증 등의 정신 장애가 있는 사람은 예외없이 저 체온이다. 따라서 평소에 양성 식품을 착실히 섭취하고 음성 식품을 피해야 한다.

목욕이나 운동을 통해 체온을 상승시키면 증상이 나아지는 경우가 많다.

· 일상 요리로 차조기 잎과 생강을 많이 사용한다. 예를 들면 된장국이나 샐러드에 썰어서 넣거나 튀김으로 만들어 무즙 혹은 생강즙과 함께 먹는다. 생강 절임, 홍 생강을 먹는 것도 좋다.

· 차조기 잎을 넣은 생강탕(앞에 기술)을 1일 3회 이상 마신다.

· 약 10g의 차조기 잎을 1잔 정도의 물을 넣고 끓여 수분이 반 정도가 될 때까지 끓인다. 이것을 1일 3회로 나누어 따뜻하게 해서 마신다.

· 술을 마시는 사람은 생강주(혹은 자소주)를 취침 전에 20~30cc 마신다.

생강주(혹은 자소주)를 만드는 법은 다음과 같다.

우선 생강(혹은 차조기 잎) 100g을 물로 씻어 수분을 말린 뒤 얇게 썬다(생강의 경우는 껍질을 벗긴다). 그리고 썬 생강(혹은 차조기 잎)을 입구가 넓은 과실주용 병에 넣는다. 그리고 얼음사탕 50g을 넣어 알코올 도수 45℃ 정도의 화이트리커를 1.8l 붓는다. 그런 다음 밀봉해 냉암소에 3개월 정도 둔다. 그 후 천으로 걸러서 보존한다.

· 아침 식사는 다음과 같은 생 주스만으로 한다.

당근 2개, 사과 1개, 차조기 잎 약 50g(혹은 생강 약 50g)을 생 주스 2잔 반(당근 약200cc, 사과 약 200cc, 들깨 약 35cc 혹은 생강즙 약 10cc)으로 만들어 씹듯이 천천히 마신다.

몸이 찬 사람은 생 주스를 1～2잔 마시고 대신에 생강홍차를 1～2잔 마시면 좋다.

고대 그리스의 의사 파르메니데스(parmenides, BC 515? ~ BC 445?)는 '환자에게 열을 낼 기회를 준다면 나는 어떤 병도 고칠 수 있다' 라는 말이 입버릇이었다고 한다.

발열(체온 상승)은 어떤 약보다 낫다는 의미이다.

또 6천 년 전 만들어진 이집트의 피라미드 비문에는(영역을 하면) 다음과 같이 씌어 있다.

"Man lives on 1/4 of what he eats, his doctor lives on the other 3/4."

직역하면 '사람은 먹는 양의 4분의 1로 살아간다. 나머지 4분의 3은 의사가 먹는다' 라는 의미이다. 즉, '과식 때문에 병이 나서 의사의 생계에 보탬을 준다' 라는 말이다.

이 책에서 여러 번 말했듯이 병은 어떤 병이라도 '발열' 과 '식욕 부진' 을 동반한다. 이는 그 원인이 '냉기' 와 '과식' 에 있음을 말하고 있다.

개인적인 이야기지만 필자는 거처인 이즈의 산속과 요양원인 도쿄의 진료소 사이를 주 5일 왕복한다. 자동차, 재래선, 신간선, 택시를 갈아타고도 편도 2시간 반은 걸리는 거리이다.

낮에는 도쿄의 진료소에서 열심히 일한다. 저녁에 진료를 마치고 2시간 반이나 걸려 집에 돌아오면 5~10㎞를 매일 뛴다. 주 2회 하루 종일 이즈에 있을 때는 웨이트 트레이닝을 빼먹지 않는다.

학생 시절, 규슈 학생 파워 리프팅 선수권에서 챔피언이 됐으나 지금도 당시와 거의 같은 벤치프레스 100㎏, 스쾃트 150㎏을 들 수 있다.

그리고 아침 식사는 당근과 사과주스 2잔과 생강홍차 1잔뿐이다. 점심 식사는 45세까지는 메밀국수를 먹어왔으나 지금은 생강홍차를 1~2잔 마실 뿐이다. 즉, 번듯한 식사는 저녁 식사 1회뿐이다.

저녁 식사 메뉴는 밥 한 공기, 된장국, 차가운 날두부, 낫토우, 멸치, 명태알, 어패류(새우, 게, 오징어, 문어, 조개 등)의 볶음이나 조림, 무, 양파, 미역샐러드 등이다.

이런 식생활을 하는 필자는 신장 162㎝ 단신이지만 체중은 62㎏이고 흉위도 1m 가깝게 되며 이두박근도 33~34㎝가 된다. 당연히 불필요한 살이 전혀 없는 근육이 발달한 체형이다.

2003년 55세가 되나 병과는 인연이 없다. 이는 대부분의 일반인이 과식하고 있다는 이야기가 된다.

필자와 같은 1일 1식은 무리라고 해도 이 책에서 이미 말했듯이 아침 식사는 당근과 사과주스, 점심은 메밀국수, 저녁만 좋아하는 것을 먹는 식생활을 하면 종합적으로 적당한 양이 된다. '공복의 기분 좋음' 을 깨닫는 것이야말로 건강해지는 가장 좋은 지름길이다.

그리고 이 책과 더불어 필자의 『병은 냉기로부터(病は冷えから)』, 『혈액을 깨끗하게 하는 건강법(血液をサラサラにする健康法)』을 읽어서 건강 생활의 친구로 활용하면 필자로서는 더 이상 기쁜 일이 없겠다.